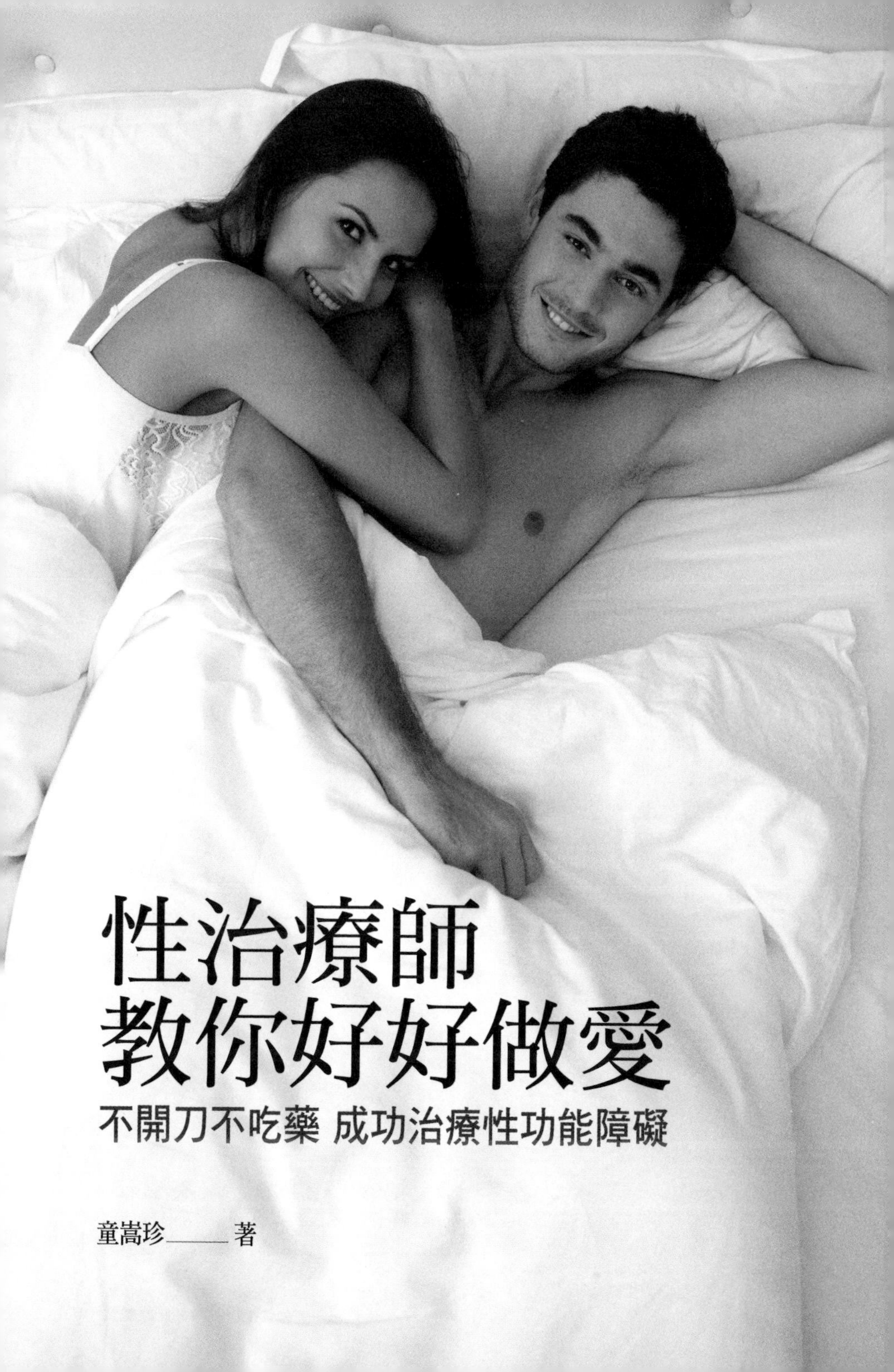

性治療師教你好好做愛

不開刀不吃藥 成功治療性功能障礙

童嵩珍＿＿＿著

■推薦序

阮芳賦
Fang-fu Ruan, MD,PhD,ACS, ABS, FAACS
美國「高級性學研究院」（IASHS）教授
臺灣高雄樹德科技大學人類性學研究所教授
「美國臨床性學家院」奠基院士
世界華人性學家協會創會人、名譽會長兼監事長

性治療師童嵩珍著《性治療師教你好好做愛：不開刀不吃藥成功治療性功能障礙》，即將由時報文化出版公司印行面世，這是一件在臺灣性學和性醫學發展史上，有重要意義的新標誌。

經常被引用的、古人告子的名言：「食色性也。」（見《孟子》）。把男女性事和飲食相提並論，肯定這些都是人類的自然本性。並且在另一部儒家經典《禮記》中，更明確具體的論述：「飲食男女人之大欲存焉！」

有一句話歷來廣為流傳：「民以食為天。」筆者曾經對曰：「人以性為地。」一天一地，同等重要，缺一不可。

雖然性如此重要，但「談性色變」，性只可私下做，不可當眾說，這種傳統，卻根深柢固，舉世皆然，華人尤甚。

臺灣社會中，對性公開而科學的談論，顯然也是不夠的。所以，本書的出版是「雪中送炭」，應大眾所需；不是「錦上添花」，說些無人願聽的廢話。

雖然這本書原是為「成功治療性功能障礙」而寫，但是它的讀者，絕不只是性功能障礙者。對於性功能並無問題的大眾來說，也很有必要去學習和運用各種性知識和技能。

由於這本書不是採用滿眼專業術語的純學術寫法，而是通過大量案例的具體分析討論，所以不但易懂，也易於應用。這既利於一般讀者閱讀，也可供專業工作者參考。

不同的人可以從本書得到不同的幫助。祝你從本書中，能得到你所需要的知識和體驗。

於高雄樹德科技大學人類性學研究所

作者序

性，人之大欲，但性不只是性，對性的強烈欲望，不僅滿足原始生理需求，也反映情感需求，及渴望親密與安全的關係。親密的婚姻生活會提升性欲，科學研究也顯示性生活滿意度與幸福感呈現正相關，提升性生活滿意度可以成為提升幸福感的良藥之一！

然而，維持穩定的親密關係，絕非只是性交或性生活這麼簡單而已。性治療領域有個重要觀念，在婚姻生活裡，性雖然不可或缺，卻不是婚姻裡最重要的部分，只占一五％至二〇％的比重，不過，若是夫妻房事不順，甚至性生活停擺，性這個因素就關係重大了，占了婚姻不美滿的五成至七成，性事觸礁將會奪走婚姻的親密感和活力。

這個說法與「臺灣男性學醫學會」二〇一二年發表的一份針對六百多對伴侶的性功能障礙調查相符，這份調查指出：約有六成的人對目前的性生活感到不滿意；而且男人「不行」，另一半會跟著性趣缺缺、沒有性興奮或性高潮，就像被老公傳染了性功能障礙。

性，需要心理與身體相互配合

現代夫妻閨房不睦或相敬如「冰」，時有耳聞，在性治療門診中，我看過各式各樣的性功能障礙，令我最訝異的是，不只是結婚三十年的老夫老妻性功能不協調，二十五、六歲就不行的科技業男性多到難以想像。許多人都是因為出現陽痿、早洩等症狀才來求診，殊不知性功能障礙患者大多數是心理問題所導致，在性功能出現狀況之前，夫妻的關係早有了變化。

性治療師（therapist）的任務，首先要找出個案的心理障礙，然後再從行為方法上訓練，教導個案及其伴侶克服問題，使他們重建親密關係，進而獲得活躍的性生活。性治療師透過六堂課教導個案認識自己的身體，進行性溝通、性技巧等心理及生理層面的教育與訓練，改善性能力，使其面對性不再懼怕，繼而增加性自信以達到治療效果。

亞洲人對性事的態度較保守，性治療仍偏向「性諮詢」服務，但對多數有性事問題的人來說，諮詢猶如隔靴搔癢。

我從小對性就深感興趣，臺灣並沒有「性治療師」這門行業和認證制度，所以我決定放棄長庚醫院護理師的工作，二〇〇六年從樹德科技大學性學研究所畢業後，便至美國、德國進修，接受性治療訓練，並獲得美國ACS（The American College of Sexologist）臨床性學家學院、德國談崔（Tantra）性能開發工作坊等機構須發的權威執業資格認證。

我隨即回臺灣開始從事性治療工作，融合歐美物理治療和專業諮商方法加以改良，讓患者卸下心防，通過心理學疏導、行為學習、訓練相互配合，從根源上消除性功能障礙，以「非藥非刀」療法就可引導求診者逐步回歸正常生理功能，治癒率可達九〇%；若經評估後仍須進行醫學治療，則將求診者轉介至方便就醫的醫院。

性治療師≠性工作者

性治療師是一個引人遐想又陌生的職業，很多人把性治療師和性工作者畫上等號，臺灣的民情更不可能接受女性治療師和病患有性的接觸，否則會惹來異樣眼光。在此，我要強調，性治療師是幫助無法行房的人找出問題、解決問題，並不會與患者發生性關係；而性工作者則是解決別人的「性需求」，兩者有很大差異。如同電影《性福療程》（The Sessions），擔任性治療師的女主角雪若在第一堂治療課程時對男主角所說：「妓女服務你，會希望你再來消費，但性治療師只會見你幾次，透過療程幫助你和另一半有良好的親密關係。」

在德國，性治療師可以實際上場指導病患如何做愛。我在德國學習性治療時，曾在教授面前與同學真槍實彈操練，那堂實習課讓我印象深刻，每個男女學生都要跟不同的人實地操練，每換一個人要換一個保險套。德國老師說：「實際操練才能告訴病患感覺，比較能教他們如何控制自己的身體。」

美國性治療師則分為兩種，一種是由醫師進行性諮詢，透過道具教導上門求助的患者了解自己的身體構造，哪裡是敏感地帶，再由性治療師戴上手套碰觸患者的身體，教患者如何自我突破；另一種性治療師稱為「性替代者」（surrogate），主要是幫助肢體殘障者解決床第間的生理需求問題。

能成功治療「不行」的人，是我最開心的事

回想剛踏入性治療師這一行遇到很多阻力，父親曾罵我：「學什麼不好，學這個房間裡的事多丟人！」、「花這麼多錢讓妳去國外念書，回來做這些，不知道妳到底在幹嘛！」經過一番解釋，父親終於了解我的職業與性工作者有很大的不同，但也心疼女兒剛入這一行將面對的外在阻力和風險。

目前華人世界只有我的團隊從事一對一「抓小鳥」的性治療，六年來求診者一直沒少過，男性自二十二至七十歲都有，女性集中在三十五至四十歲，其中包括不少海外華僑及老外上門求助，已幫助一千名以上男女恢復了性自信與健康，讓眾多曾經飽受性功能障礙困擾多時的家庭重新獲得性福與幸福。

我非常熱衷性治療工作，好像上天賦予我的使命就是來做這份專業工作，所以我不覺得尷尬或彆扭，也從未被惡意騷擾過，只要看到病人的狀況，我就知道下一次要怎麼處理，當我看到治療個案因為一點點進步就開心一整天，我總是感到很欣慰。

性是可以練習的，性治療師只是帶領個案更了解自己，我發現治療不僅能改善人們的性功能障礙及不協調的性生活，更能開拓人們的性靈體驗，這不是人生最美好的事嗎？只要聽到病患告訴我現在很幸福，就很慶幸自己能堅持下來；同時，我也更懂得體諒另一半，知道他可能遭遇哪些問題。

更可喜的是，臺灣大眾已經慢慢接受「性治療」是一門獨立存在而特殊的專業，性是需要心理和身體相互配合的。我在性治療領域的長期耕耘，初步建立良好的聲譽與口碑，二〇一三年受邀至武漢博大醫院合作設立性治療工作室，首次進行海峽兩岸性治療合作交流，期望為更多性功能障礙患者營造福祉與希望。

臺灣目前尚未建立性治療師相關認證制度，在性治療過程中，求診個案必須在我面前「展示」性障礙狀態，我十分感謝他們信任我。本書從我個人諮商的臨床個案中，依陽痿、早洩、性欲低下、性成癮四種常見的性功能障礙，整理分享性治療的經驗，為大眾揭去性治療的神祕面紗，並希望讀者也從中獲益。

最後，我要再次感謝信任我的個案和家人，及協助我的教授、學生和同事，由於他們的鼓勵與支持，為我生命增添了前進的動力和無數的可能性。

目錄

CONTENTS

Chapter 3 性欲低下的治療

Chapter 4 形形色色的性

Chapter 5 基本自療法

■緒論

關於性治療

「性福門診」是一個能提供性知識、支持與希望的地方。性問題不該是影響生活或婚姻的罪魁禍首，伴侶間亦不須為此鬱鬱寡歡或強顏歡笑。在這裡，不論您曾經說了什麼？或者做過什麼？我們都會以健康的態度和專業角度來協助您。

這是一本融合心理、社會、教育和文化的性治療手札。當您看到事情的本質，事情就不會是如您想像中的複雜難解。親密關係是所有關係中的基石，練習是必要的，改變之路也許困難，在實踐中找到突破阻力的線索，問題自然迎刃而解。

什麼是性治療？

提到「性治療」，您腦海浮現的是街頭張貼專治陽痿、早洩的診所小廣告，還是電臺放送販賣增強雄風的產品？又或是到泌尿科或婦產科求診？

其實，「性治療」是一門專業的學問。在國內的一般民眾可能對它還相當陌生，但在國外已行之有年。而所謂「性治療」就是專門為處理各種性功能障礙而發展出來的專業體系，有別於一般的兩性諮商或婚姻諮詢，亦不同於泌尿科、婦產科的生理檢測，而是綜觀且針對任何造成性交不能順利進行的身體或心理因素，做最直接的身心訓練療程。因此，「性治療」除了涉及醫學領域，也涵蓋社會人文及性心理層次，是一門獨立而專業的科別。

性治療創始於一九七〇年，美國性學大師馬斯特與強生（Bill Masters and Virginia Johnson）主導的行為治療學派，然後逐漸發展成為美國性醫學領域的主流理論，其重要貢獻與性教育家金賽（Alfred Charles Kinsey）、海蒂（Shere Hite）齊名。

馬斯特本身是一位婦產科醫師，強生是他的助手，兩人自一九五七年起長期針對男女性高潮進行實驗和研究，先後於一九六六年出版《人類性的反應》（*Human Sexual Response*）、一九七〇年《人類性的貧乏》（*Human Sexual Inadequacy*）發表研究成果。他們透過科學方法證明：女性藉由自慰或性交，可以在數小時內達到多次高潮。研究顛覆了當時普遍認為女性性需求低於男性的觀念，並繼而掀起美國乃至全球的女權運動及性解放運動。他們改變了長久以來從生理角度治療性功能障礙的模式，以實用的性課程訓練人們處理性問題，這樣的做法可說是空前的。他們還首開先河以夫妻而非個人對象來治療性功能障礙，因為他們認為性問題是伴侶雙方的問題，兩人必須同時接受治療才有效。

後來，隨著泌尿科、婦產科、精神科醫師等加入，才開始使人們更加了解性心理的焦慮、壓力及缺乏自信會對性生理產生這麼深刻的影響。在臺灣，醫界雖對性醫學認識大有進步，但在治療性功能上大多停留在「器官」上。泌尿科醫師診治男性病人，婦產科醫師診治女性病人，若再不行就直接轉精神科進行心理輔導，倘若雙方在性和諧或協調上出現問題，那麼就無解了。更或者，只好請病人回家多練習。但是，夫妻雙方一同發生問題的狀況時有所聞，這麼多年來卻一直找不出科學而有效的方法協助治療，文化上也尚未獲得社會大眾廣泛認同，直到一九九〇年代以後才改觀。

一九九八年威而鋼問世後，性醫學快速蓬勃發展，成為性功能障礙治療的主流；然而，性功能障礙以心理及生理因素各占其半，無法僅僅仰賴手術或用藥的醫療手段治癒。所幸，經由少數醫學中心性治療特別門診、臺灣性教育協會及樹德科技大學人類性學研究所的不斷努力與支持下，漸漸有較多護理師、諮商心理師與臨床心理師願意朝向性治療、性諮商跨領域團隊合作的發展，因此現在我們所謂的性治療也不再只是單一化強調以行為治療為唯一取向，而是從各種社會心理層面及多元整合運用的治療模式來看待一個「人」，而非一個「器官」，並且強調加入伴侶關係的評估與治療。

性治療師是一個什麼行業？

性治療師是一個引人遐想又陌生的職業，這是社會對性治療師的誤解。若說治療目的是解決個案的問題，那麼性治療師就是幫助個案解決性困擾與親密關係的專家。

性治療透過「專業諮詢」及「敏銳觀察實務操作」來解決個案的性問題。若個案的問題只是單純性器官的敏感度，可用簡單的訓練方式進行自我療癒。若問題出現在雙方無法達成共識或無法順利完成性生活，則需要雙方參與療程，性福療程是藉由雙方或個人在行為及方法的教導及練習來使個案及其伴侶克服性難題，進而重建親密關係，獲得滿意的性生活。

另外，大家對「性治療師」及「性替代者」多有所疑問，事實上，兩者在定位與任務上也有所不同。前者是透過性諮商、性教育及敏銳的觀察力來協助個案及其伴侶解決性問題，後者則是依性治療師的指示，直接與個案進行性互動（行為）以了解並協助處理個案的性障礙。

就專業角度而言，性治療師和一般的內外科醫師沒有兩樣。成為專業的性治療師，首要條件是必須通過性生理學、醫學、心理學及社會學的專門訓練，合格後才能真正成為一位專業的性助人者。

性治療師的執業資格為何？

性治療發展至今，在歐美已經是如同心理諮詢師的普通職業，性治療師證書亦是由專業學術團體頒發，政府通過學術團體執行監管，例如，在美國已有國際認證資格的性治療師執照，而「性替代者」則須經過性治療師的訓練結業後，才能領有專業執照。在國外「性治療」可以說是相當成熟的專業化治療，但在亞洲地區，如香港及臺灣則偏向「性諮商」服務居多，這樣的諮詢往往只能協助個案找出引起性功能障礙的潛在心理壓力，對個案欲振乏力的性能力，卻未必能有妙手回春之效，因此對多數有性障礙問題的人來說，性諮商服務往往容易陷入隔靴搔癢、緩不濟急的窘境。

在大陸，性治療師的培訓相對進展緩慢，而且多由從事臨床醫學及心理學的人員帶領，二〇〇七年曾首次在深圳開辦「中國首批性治療師培訓班」，之後就未再舉辦類似的培訓班了。

而臺灣樹德科技大學早在二〇〇〇年就設立亞洲第一個人類性學研究所，長期從事性學的教學與研究，吸收相關領域專業人員投入，致力推動性相關產業，例如，性教育、性諮商及性治療體系的發展。目前臺灣和其他亞洲國家已陸續有以獨立形式走向性治療專業的場所——「性健康管理中心」。因此，要走向專業性治療客製化、精緻化的教育規劃藍圖，曙光即在眼前。

性治療到底是如何進行的？

性治療基本上是一種行為療法，上承馬斯特與強生的治療方法，並加入我獨創之治療方式發展出一系列有效的治療技術，這樣的演化大大提升了性治療的成功率，截至目前為止（二〇一四年）已成功治癒超過一千名個案。其中較常用的治療方法有：

1. 消除焦慮法：減少因心理狀態引起的性功能障礙焦慮。常用的方式為「有意識的肌肉放鬆法」及「系統減敏感法」，這是行為治療中最基本的技術。

2. 有效的訓練自慰技術：這方法常用於性欲低下的個案。

3. 高潮重建術：有意識地指導個案藉性幻想和自慰結合，模仿性刺激下的興奮狀態而達性高潮。

4. 模擬實際演練技術：透過演練去經歷性行為過程中會發生的場景，使實際發生性行為時因感到熟悉而不擔心怯場。

5. 家庭作業的指派：這是行為療法中最基本的技術，透過練習發現問題，並於課中與性治療師討論商討解決的方式，繼而按部就班完成訓練。

因此，性治療是「心理疏導」、「行為學習」與「自我訓練」三者相互配合的療法，從根源上消除性功能障礙來改善性能力。治療師所安排的家庭作業亦是根據個案狀況制定，藉由各種不同的性練習來改變原有的性反應，繼而從療程中不斷深入問題的核心，克服性障礙。

Chapter 1

陽痿的性治療

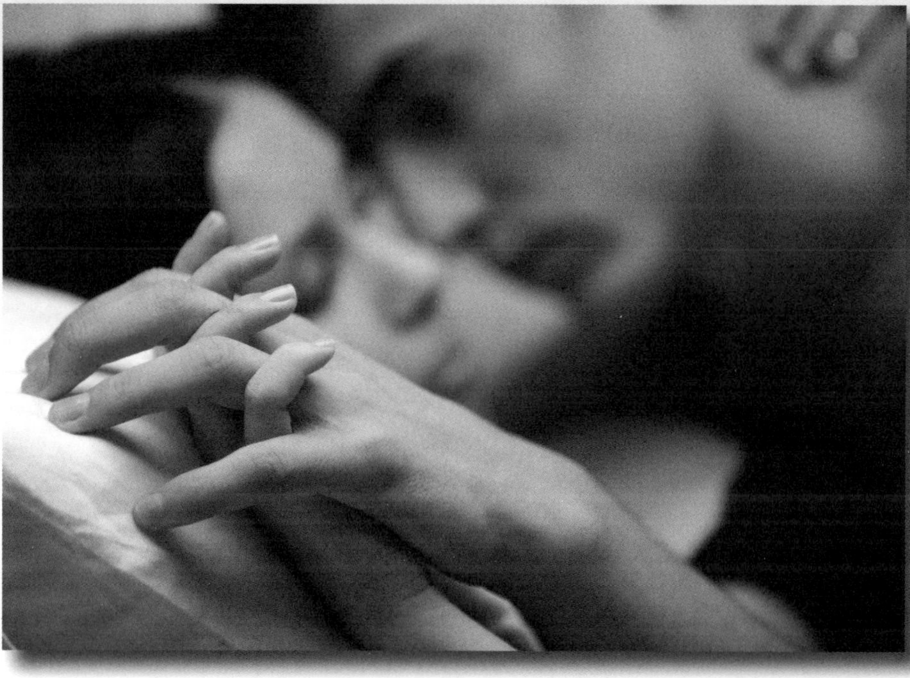

個案1

插入就軟掉？

「我們都太胖了，你看她的肚子那麼大、腰那麼粗，一點兒也不性感，做愛時我們的肚子都撞在一起了；還有，她的洞太小，我怎麼都進不去。」明祥語帶訕笑地揶揄在旁的老婆榮芳，言下之意，結婚七年，一次成功的性經驗也沒有，明祥所有對性的指控一股腦兒地全指向老婆。

「我老公的肚子也很大呀！」老婆榮芳忍受丈夫的侮辱，雖無不悅，但在外人面前也顯得尷尬。

面對男人的滑稽指控，我怎麼也笑不出來。他們兩人其實不算很胖，身高都有一百七十公分，明祥體重頂多八十公斤，榮芳也大概七十公斤左右，看他們一臉正經地陳述，我腦中一直翻轉，覺得事情應該不是這麼單純。

明祥在林邊經營一家電器行，第一次諮商時，他說自己從小在對性非常保守的家庭中長大，爸媽對他的管教十分嚴格，而他又是家中獨子，國小、國中時都是男女分開上課的，父母也一再告誡他男女最好不要太接近，否則容易出事，而明祥將這種觀念根植於心中。直到三十五歲，他甚至沒交過任何一個女朋友，事實上，他根本就不知道該如何與女人接觸，更遑論交往，於是父母著急了，託人找了一位家世相當、個性單純的女人榮芳來相親，而明祥就在半推半就的狀況下和榮芳結了婚。三十二歲的榮芳是個個性乖巧的女人，對異性的了解很少，最大的希望就是能嫁個誠實又木訥的好老公，對於房中之事一點兒都不懂。

這對夫妻沒有因為結婚就本能地學會性愛這件事，相反的，因為兩個人都沒有經驗而身陷惆悵。婚後一年多，榮芳的肚皮毫無消息，公婆頻頻催生，家族親戚也不時來家裡走動，主動又積極地關心兩人，夫妻倆卻一點都開不了口，於是就偷偷進行他們「全國慢跑之旅」——跑遍全國醫院——只想生個小孩，心裡只有一個信念，以為只要生下小孩，一切就會沒事。

從那時開始，他們就以生子為目的，尋求協助。首先是在某大醫學中心進行人工受精、試管嬰兒。沒想到明祥在取精這關就折騰很久，光是自慰取精這件簡單的事就弄到醫生、護士下班還無法完成，好不容易才擠出一點精液，卻因量不足、品質不佳而導致受孕失敗。這樣一再失敗，他們的信心就慢慢消失了，岳父母看不下去，逐漸不把好不容易結成親家的女婿奉為上賓，反而改口逼迫榮芳：「你們到底什麼時候才要離婚？」榮芳心裡難過卻不知道怎麼向外人說，這些年只好逃避，不太敢回娘家或到親戚家走動了。

想要自然受孕，得先圓房，但生殖與性愛基本上是兩碼子事。一個人或一對夫妻一輩子只會生個幾個小孩，但做愛這件事卻是一星期就要有一兩次的事，而且性愛是夫妻感情的潤滑劑。我單刀直入地問明祥：「你們婚後一星期有幾次性生活？有沒有真正的插入性經驗？有沒有射精？」面對明祥瞠目結舌的無言表情，我懷疑這對夫妻從未有過真正的性生活，我明白地告訴他們：「如果你們只是想要生小孩，對不起，那是純生殖的事，我幫不上忙；但是，如果你們想要的是真正的夫妻性生活，我倒是可以試試看，而且說不定還能幫助你們成功懷孕。」我看到他們相視的表情，知道他們的問題應該是出在不知如何性交，無法完成性交，但到底是明祥不行？還是榮芳有狀況？事實上，他們的問題連自己也說不上來。

進行第一次性治療的檢測中，我想先排除是否為女性的問題，女性的確診及治療相對較男性容易得多。進入治療室，我先對榮芳進行陰道痙攣（vaginismus）的檢測。榮芳在檢查過程中沒有陰道痙攣的任何徵狀及表現，於是我明白應該大部分是明祥的狀況。

陰道痙攣由學者約翰・拉蒙特（John A. Lamont）根據其嚴重程度分為

四級：第一級，欲進行性交前骨盆底會輕微收縮；第二級，欲進行性交前骨盆底會持續痙攣收縮。第一、二級可進行性交生活，均可透過安撫來緩解。第三級，欲進行性交前會抬臀拒絕進入；第四級，欲進行性交前除會抬臀外，還會緊夾雙腿來避免進入，其內心充滿恐懼與排斥。第三及第四級的個案是無法進行性行為的，訓練過程應請求專業人員進行協助或治療。

既然榮芳沒有所謂陰道痙攣的狀況，於是我將此次性治療的方向鎖定在明祥身上。進入治療室，我讓榮芳坐在我對面，而明祥穿著治療服，露出陰莖，躺在治療床上。一開始要明祥對自己的陰莖進行按摩，明祥按摩的方式很稀奇，他要我先將床頭搖高，雙腳併攏，雙手搓弄著陰莖，但五分鐘過去仍不見反應。他一臉尷尬地望著我。接下來要他躺下，我用性治療的方式試著協助他，先對明祥的陰莖進行必要性檢查，也就是利用對性器官的按摩來觀察他勃起後的反應。我發現進行按摩時，明祥的勃起很慢，甚至沒有反應；又過五分鐘後，我放慢速度，直至停下來，問他性器官被按摩是什麼樣的感覺？你在過程中想些什麼？他沮喪地說：「我從來就不曾用這樣的方式勃起，我的性愛都是自己來，即使婚後也一樣，妳這樣幫我，我真的很不習慣，那種感覺既緊張又害怕。」在一旁觀看的榮芳則是一臉無辜地望著我，原來，榮芳就是過這樣的性生活。

性治療中最大的難題就是個案常依循著過往經驗繼續生活。雖然說性愛可以是一個人、也可以是兩個人的事，但婚姻之所以存在，性生活卻不可少。我告訴他，這樣的性愛，榮芳真的一點介入的機會都沒有，這是他們關係中最大的問題。

沒有人想要被拒絕、被冷落

我要明祥試著接納榮芳靠近他的身體，甚至他的性器官，如果回家作業中有任何困擾，請記得記錄下來，並試著敞開心胸向彼此求援。明祥終於答應，我怎麼說他回家就試著怎麼做。

「我給你一個功課。」我看著這對夫妻，要他們回家認真地面對這個難解的問題。

「功課」是性治療的基石，性治療師通常會交代個案進行各種各樣的性生活練習，練習目的是為了改變個案的性反應。大多數個案的性反應都是習慣與反射而已，但透過練習，性反應可以重新被訓練。明祥的做愛方式與自我意識有關，我必須讓這樣的狀態和兩個人做愛的感受連接在一起才行。

你的功課就是「避免插入」。我繼續對明祥說：「我要你專注在和榮芳相互愛撫的感覺上。慢慢來，用你深層的觸碰去感受榮芳的身體，把感覺放在愉悅上，而非硬不硬、可不可以插入的實質狀態。」我引導老婆榮芳如何在按摩中讓明祥放鬆，不要讓對方有勃起的壓力。這就是性治療中最著名的「感覺集中訓練」（sensate focus）。

感覺集中訓練

感覺集中訓練是指對個案進行以行為療法為主題的指導性治療。這一療法是在醫師或性治療師的指導之下，進行自我性行為的感覺集中訓練，從訓練中慢慢地消除焦慮和恐懼，進而使性自然的反應再現，結合心理與性行為層面。該療法在性治療中針對性的實際問題加以解決，除醫師或性治療師本身必須具備專業的性學知識以外，還需要熟練的指導技術。

著名性學家馬斯特和強生認為，大多數性功能障礙都由焦慮所引起，特別是在發生性行為當下所產生的焦慮。因為害怕性交失敗，在交媾時精神緊張，這種焦慮和恐懼破壞了作為自然本能的性行為，漸漸地形成性功能障礙的錯誤行為模式。感覺集中訓練療法是一種能在短期內消除焦慮的再教育過程，其結果可使正常的性行為再現。出現問題的夫妻應從頭開始學習一種可實行的性行為模式，從互相接觸、撫摸、擁抱開始，循序漸進，每成功一個階段都給予彼此鼓勵，從而增加信心與樂趣，消除焦慮，在學習性行為的過程中，自然地克服性功能障礙。

再見到明祥的時候，他仍是一臉無奈地說：「沒有用的。妳教的方法我們回家都試過，但我就是無法勃起。」

「我不是要你別勃起嗎？」我向他解釋。

「可是，如果沒勃起，我會覺得這個訓練是無效的。老婆幫我按摩時，我好害怕，真的一點欲望都沒有，我們該怎麼做才好？」

我相信所有答案都是有含意的，性行為也一樣，這些反應能向我們表達一些事情。性的本身就是一個人生活的倒影，性可以反映一個人的內心生活。這些反應背後可以是愛、喜悅和歡樂，也可以是滿目創傷、恐懼和執著。有些傷口的確可以靠著昇華來做轉換，但有些沒有解決的情緒就會以性愛為新的出口，並以性愛作為另一種方式來呈現。

進入治療室，我要明祥依照口令進行動作。首先，我照以往的慣例對明祥進行性器官的必要性按摩，他漸漸領悟到溫柔按摩是可以勃起的，但在慢慢勃起的過程中，我發現明祥竟眉頭緊皺、五官不自主地揪在一起，並且縮起脖子、撅著屁股。我試著重複一次，第二次時又出現一樣情況，趕緊問他：為何在即將勃起的過程中會有這樣的反應？

明祥說：「有嗎？我沒有感覺發生什麼事，而且我一直都是這樣的呀！」明祥絲毫不覺奇怪，接著又說，「童老師，我以前一直都是這樣搞起來的，」明祥坐了起來，「像這樣，一開始我會先坐在椅子上，打開A片，然後手就這樣搓（雙手像鑽木取火般搓動），它就會起來，然後屁股往上一頂再弄個幾下，就出來了……」

原來明祥自慰時也非常緊張，他心理上對性存有負面感受，例如，女人的陰道很髒很臭、不敢看老婆的陰部、做愛好恐怖等，不但無法享受性愛的快感，反而產生焦慮。焦慮是破壞性愛的最大殺手，我要他在進行治療時放鬆，但他卻說放鬆不了，我還發現他只有坐著時才可以勃起。

「他在家就是這樣，站著不行，躺著也不行，只要一換姿勢就軟掉……我早就叫他要處理！」榮芳說明祥只有坐姿才會勃起，其他方式一點作用也沒有，難怪這樣搞了好幾年都沒成功過。

我明白明祥和榮芳的問題不在精蟲，也不在卵子，更沒有什麼子宮的問題，而是他們根本「不會做愛」。缺乏性教育是件可怕的事，尤其是在保守的鄉下環境裡談性更是禁忌。明祥所有的性知識都來自三十多歲看的第一支A片，而那一百零一支A片是這樣演的：女人一定要身材纖細、一定要很主動、很淫蕩，男人只要坐著被動享受老婆的挑逗就行了。但事與願違，榮芳是個處女，什麼都不會，他覺得很不正常，因此一直埋怨老婆。

夫妻間的問題永遠是兩個人的事，不是「雙贏」就是「雙輸」。我認為明祥是本世紀碩果僅存的性盲生物，對性事理解力極差，不懂情趣，只要想做愛，就像頑童一樣從後面抱住老婆，對她的胸部使力亂摸一把，不顧老婆正在做家事，滿身汗水或有無性欲。但他在諮商中卻一直責怪老婆太胖、陰道太緊，是無法做愛的罪魁禍首，幾乎沒有說到自己需要改進的，從未想到在夫妻關係中有「雙贏」的部分；榮芳因為沒有性經驗，只能隨便明祥怎麼說，沒有回嘴，也沒有反應。

我建議榮芳學習按摩手技，並藉明祥的身體教她如何愛撫、挑逗。明祥卻大聲阻止說：「不行不行，她的手勁很大，會弄斷它。」我一臉疑惑並再三保證，明祥終於答應願意試試。榮芳的手勁真的很大，而且手指很粗，在她掌握之下，明祥的小鳥感覺更小了，小得好像可以連睪丸一起捏住，我不禁倒抽一口氣，而明祥只是不停地問：「硬了沒？」還不時偷瞄榮芳的按摩方法，忘了我要他閉眼專心感受陰莖的反應。

「只要有一次成功，我們就會了。」明祥感慨地說。問題是，這一次真的好難。

看來「手愛」現階段對明祥來說是行不通的。我轉而先解決明祥抱怨榮芳「洞太小」的問題，就在明祥面前使用小型擴陰器將榮芳處女般的陰道慢慢撐大；在擴張的過程中，我看見榮芳雖然感覺不適，卻一直勉強接受，看得我好生心疼。擴張到一個程度後，我讓她學習如何運用女性上位的姿勢來進行性交，這樣也許比較方便明祥在性愛時，可以躺下或坐著進行性交；可是，這樣的練習對榮芳和明祥來說似乎不管用，因為榮芳對性愛的理解與配合不足，雖在前階段利用性器具進行女性上位的姿勢練習時還算行得通，但只要一爬到明祥的身上，他就順勢疲軟，而榮芳也對不上口，兩人完全沒有默契，感覺瞬間消失。

這週的回家作業是，明祥要運用「感覺集中訓練」來練習躺著時可以順利勃起，榮芳則是練習幫老公手愛而可以讓老公有感覺。

三個星期過後，明祥雖能躺著勃起，但兩人就是不知男下女上該如何進行性交，我只好讓他們再一次進入治療室進行真正的插入動作。我觀察到榮芳在上位時，明祥的陰莖就立刻從香蕉般的硬度變成蒟蒻狀而無法插入。感覺明祥一直處於非常緊張的狀態，他吞吞吐吐地說：「我害怕老婆沒有經驗會坐斷我的命根子，還有，我的老二是否還硬挺的呢？」我告訴他這些都是焦慮，擔心坐斷是因為不信任或沒有性知識，是否硬挺是他最在意能否成功的因素。最後不得已，我還是讓榮芳躺下，用明祥最不害怕的傳教士姿勢進行初次性交，讓榮芳躺著打開雙腿跨在檢查臺上，待明祥有很好的勃起反應時再起身，一邊看著床前播放的A片，一邊扶著陰莖進入。

事情似乎沒那麼簡單。

明祥上身前傾、屁股翹起來，陰莖頂著榮芳的會陰部，但就是無法進入榮芳的陰道，在旁指導的我好心急，於是趕緊到明祥的後面，將他的上身往後一扳。「啊！」榮芳叫了一聲，此時陰莖順勢往前頂進，終於完成插入的動作了！

明祥笑了，而我也鬆了一口氣。我們以為可以來個快樂結局，但事與願違，還沒完呢！明祥根本沒有做愛的概念，我們認為天生的事對他們來說卻這麼難。他壓根兒就不知道插入陰道後，屁股該如何進行擺動及抽送，呆立著不曉得下一步該怎麼辦。我只好上前用雙手扶著他的腰，引導他一前一後地進行抽插動作；另一方面，我在榮芳耳邊細聲地教她如何發出淫聲浪語：「老公你好棒，變好粗喔！」果然，明祥信心大增地不斷練習抽送動作。

明祥和榮芳這對寶夫妻這麼多年來終於第一次成功圓房了！但我明白事情不會這樣就結束，他們還需要多次練習，明祥還要繼續練習勃起、找到射精的感覺。至於榮芳，仍在期待明祥有一天會送她一件他喜歡她穿的性感內衣。值得安慰的是，我的性治療至少為這對寶夫妻注入人生第一股性活力。

明祥透過課程中解剖學及心理學的概念，對女人的陰部有了基本的認識，感覺已經比以前好很多；同時，他體會到做愛真的不能急，以前陰莖稍微有點硬起來就想趕快插入，是一種焦慮的表現，害怕只要稍微不留神就再也進不去了，結果在陰道口硬頂，頂到最後只剩下挫敗感。

夫妻的性生活如此，不但兩人都感到挫折，而且還不敢告訴別人。以前每到晚上，明祥會故意借上網玩遊戲來逃避性愛；現在則早早上床練習做愛，學習挑逗、親吻和愛撫的技巧來增進性欲，並從互動中感受到前所未有的愛與包容和愉快感。榮芳躲在被子裡哭的生活終於結束了。這些改變是他們以前不敢奢求的，而如今，先前服用的憂鬱症藥物早就被丟在一邊。

成年人做愛看來似乎簡單，但對某些人來說卻很困難。大多數的人都認為性愛是本能，甚至連動物都會，根本不需要特別教，這樣的觀念讓少數不能順利行房的人更羞於啟齒。我認為真正的性教育不僅在理論上，更在生活中。落實是最重要的事，無論在身體或心理層面上，如此才能挽救更多對性生活有困擾或不解的人。

個案2

不舉的外遇男

情人間最怕的就是被對方玩弄於手掌心，然後就開始懷疑自己：「Am I good?」（我夠好嗎？）偉哲就是這樣來到我的診間。他有很多情人，曾經一個月內與情人們做愛六、七十次。

「我在女友面前竟然無法勃起，丟臉死了！」一個快四十歲的大男人居然不顧形象地在我面前哭哭啼啼。

「那對你老婆呢？」我問。

「她怎麼會嫁給前男友？」偉哲沒有回答我的問題，自顧自地迸出這句話，表情痛苦。我很快搞清楚這個「她」是指小五，而那個號稱是女友的是小四。

偉哲是某電子公司老闆，身材高瘦，舉止斯文有禮，看起來像憂鬱小生，加上事業有成又多金，對女性頗具吸引力，卻剛被心愛的小五甩了。依據偉哲的描述，這位小五是鋼琴老師，玉手纖纖，氣質高雅，正是他心目中夢想的情人。

偉哲使出渾身解數地討好她，兩人每星期見面像知己一般互相取暖，生活過得很快樂，漸漸疏遠了小四。他和小五之間有很多回憶，包括她在彈琴時要他躺在琴桌下的浪漫往事，有過激情的擁吻、共浴，卻遲遲沒有發展到性關係。就在這段期間，小五的前同居男友想回頭再續前緣，還有一位富二代也想追求她。這樣渾沌不明的多角關係維持了一年。

「怎麼會這樣，她口口聲聲地說要我給她一段時間來處理和前男友間糾葛不斷的感情，還要我暫時別去找她，但我等到最後的結局，竟是她嫁給他……天呀！這到底是怎麼一回事？」偉哲哽咽地說，仍然無法相信小五已經結婚的事實。

原來，偉哲因這件事心情大受打擊，自慰時發現陰莖也跟著垂頭喪氣，找了前女友（小四）訴苦，飯後兩人喝了一些酒，趁著酒意上了床。偉哲說：「以前我和小四做愛很合得來，妳知道嗎？我那次竟然連勃起都不行！不可能的，於是我們又調情了一下，發現還是不行……還好這時手機突然響了，我立刻離開現場，後來連自慰都無法勃起了，我該怎麼辦？」

「小五她嫁不嫁人，或是她嫁給誰都與你無關，因為你的已婚身分根本沒權利娶她。」我說。

在我看來，這位鋼琴老師是想尋找婚姻最後的落腳處，已有家室的偉哲只是暫時寄情的人選而已；偉哲對愛的期待落空，自信備受打擊，轉而從性尋求表現，卻發現連自慰也無法勃起，想從小四那兒得到一點安慰和自信，沒想到換來更大的挫折，這樣的連鎖反應使他的自信徹底崩盤。

我直接切入重點告訴偉哲：「你一直在尋找性愛替代者，但其實你內心最缺乏的不是性而是愛，你以為從性的出口就可以找到愛，但是愛從來就是愛，沒有替代品。」

儘管我可以很快揭開男人性功能障礙背後的心理問題，但個案未必能立刻接受。進了治療室，偉哲無法專心練習，也無法真正平靜下來，陰莖像中了預言般無法勃起，他焦慮地說：「最近沒有晨勃（morning wood），做愛時也翹不起來，我的心好亂喔！」我沒有要求他靜下心來，因為知道在那樣的心情下，他也做不到，於是轉而教導他如何進行動態的性功能訓練來活化陰莖的能力，練習拍打、人字型按摩等，此時陰莖開始有了些許反應，但時而軟、時而硬。我要他專注感覺，但就在這個剎那，一個不小心的感覺到了，偉哲就直衝最硬的狀態，在來不及打暗號喊停的狀況下就射精了；偉哲既興奮又尷尬地說：「哇！我已經好久沒這種感覺……感覺頭麻麻、腳麻麻，連耳朵都麻麻的，很舒服。」

勃起障礙的個案通常伴隨著早洩的症狀。從偉哲在治療室的反應看來，他除了有勃起障礙外，可能還伴隨早洩問題，而他的情人們都沒有對他說實話。我真正想處理的是偉哲的夫妻關係，例如，為什麼他會發展一連串的外遇關係？到底婚姻生活中他求的是什麼？他對愛和滿足感有多少了解？是什麼原因造成他變成現在的狀態？還有，他老婆呢？真的不知道這些風流韻事嗎？那她又有怎樣的想法？

我交代偉哲要回家勤做動態練習。和偉哲進行第二次諮商時，他依舊沒有交代和老婆之間的關係。他告訴我勃起硬度較之前好、開始有晨勃反應

TIPS

所謂的動態性功能訓練是沒有情境的，只做練習，在陰莖上做減敏感訓練。

了，也能稍稍控制射精，他很開心，這表示性功能還有救。除此之外，他仍深陷失去小五的情傷中無法自拔，不斷告訴我他多恨小五無情離去，多嫉妒和小五結婚的男人。只要我將話鋒轉向他的家庭、他的老婆，他就刻意岔開話題。

我發現他防禦心很強，對於老婆和他之間的關係和感覺完全避開，一心只想趕快治好勃起障礙，可以再度重建自信，尋找下一段情緣。我不斷把談話內容拉回，聚焦在他與老婆間的親密關係。他只好語帶敷衍地告訴我，他和老婆就像兄妹一樣，老婆主內，兩個人就是沒有激情，也不想談什麼親密關係。

性生活貧乏或無性生活會對婚姻造成重大影響，這種傷害對婚姻的打擊，遠超過美好性愛所帶來的甜蜜，更直接影響婚姻品質。我必須回到他們夫妻感情生變的原點，了解當時發生了什麼事及潛在問題。

「什麼時候變成這樣的？」我問。

「應該是十二年前吧！」偉哲長長地吐了一口氣。「就在我們結婚第二年的時候，有一天我下班回家，客廳的茶几上有我藏起來的初戀情人情書、照片及一些值得紀念的東西，她氣沖沖地要我當著她的面處理掉，我只好當場把它們燒毀。本來偶爾可以拿出來回味的紀念品全燒掉了……」他的視線變得模糊，低頭繼續說：「打從那時，我知道自己不會原諒她了，我開始恨她，不想再和她有任何親密關係。」他停頓了一會兒說：「我可以原諒她，但我不會再信任她。」從此，他們夫妻就開始分房睡，一直到現在，就連離婚協議書也簽好了擱在書櫃裡，卻沒人再提起這件事。

婚姻，當初未必是出於愛情，可能是遷就現實考量吧！偉哲說二十三歲時談了一場刻骨銘心的愛情，因為對方父母反對，傷心了好長一段時間，為了療傷，他選擇躲進安全的、愛他的女人懷裡，於是和條件看起來合適的現任妻子結婚，但心裡始終放不下第一段戀情。

老婆偷翻先生私人物品的行為和強勢的態度，早年的確深深地傷害偉哲；但偉哲將這些記憶和紀錄偷偷帶進了他的心房，及與妻子廝守的共同空間（新家）裡，難道不也是一種傷害？但他們從來就不坦誠溝通。偉哲選擇將這樣的情緒深深地埋藏起來，用不做愛、不交流、不討論的方式來對待及懲罰老婆。多年來，偉哲將對愛的憧憬化成散布「愛的情緒」，不斷尋求外遇的慰藉，試圖滿足內心的匱乏與空虛，而容易取得的「性」就成為愛的替代品。直到小五出現，他才發現自己的性和情又重新被活化，但他現在的狀態有何籌碼去和別人爭取愛情？小五要的和他能給的，有很大的落差。到底是誰辜負誰？我們不難看出其中端倪。還有，偉哲的妻子又該如何面對？這些複雜的感情，對偉哲來說到底是愛還是束縛？

「現在我的感覺很混亂，想離婚又捨不得她，不離婚又不愛她，這十多年來就是這樣一直困在裡頭走不出來。」偉哲無奈地說。

話鋒一轉，我跳入另一個讓他思考的問題。

「這幾年來，你老婆有沒有做過什麼讓你感動的事？」我想用過去的回憶喚起他和老婆之間愛的感覺。

「有一年我太太去日本旅遊，帶了一個鐵茶壺回來送我，因為她知道我喜歡喝茶。」

「那你做過什麼讓老婆感動的事？」我問。

「說實在的，我真的想不出自己做過什麼令老婆感動的事耶！」他搔了搔頭，慢慢地吐出這句話。

經過這次諮商，我直接告訴偉哲：你執著於過去又把握不了現在，這樣下去對未來的關係是不會有所改善的。如果還是回不到過去，是不是可以考處好好地結束，面對當下的難題，圓滿解決它；如果你的心裡還是放不下老婆，何不試著溝通，回到老婆身邊，一起找回愛的感覺。我說：「回去試著和老婆同房一起睡覺，但不需要有任何親密接觸，這就是你的功課。」

無性夫妻最大問題來自長期親密關係不佳，性欲受到影響和抑制，要偉哲重新開始與老婆同床共枕是一道極需突破的大關卡。果然，第三次諮商時，偉哲坦承逃避做功課，他對我說：「這段感情回不去了。」

偉哲的話題又掉進過往感情的漩渦裡，泣訴鋼琴老師忘了他在想念她、頭也不回地離他而去。他既不想付出，也不願重新接納老婆，過不了新的生活，又不願放棄過去。而他的妻子心裡怎麼想，我真的無從了解，或許她與偉哲繼續維持婚姻形式，心中還期待丈夫有朝一日能回頭。

改變的過程是緩慢的，也需要耐心等待和講究方法。除了試著幫助偉哲看清楚自己對性與愛的需求以外，我還想幫助他找回對愛的渴求。第三、四次諮商課程時，除了繼續討論之前的話題，我刻意指導他如何為女伴口交、愛撫；另外，為了化解偉哲心中對「愛上老婆」這個目的的抗拒感，我要求他剛開始只要能同房就好。我說服他在心中先把老婆當成「練習工具」，試著向老婆求援，利用「我現在身體出了一點狀況，早上無法勃起，希望妳能幫我，讓我可以好好克服及解決這個問題。」

在治療室，我觀察到偉哲陰莖勃起的時間逐漸拉長且不容易軟掉，他因此開始享受練習過程。我暗地裡希望偉哲能藉由練習而重新愛上老婆，重新想起愛與被愛的感覺，這就是我在性治療的鋪陳手法。如果偉哲繼續逃避和老婆練習做愛，或老婆拒絕配合，我就知道這條路走不通，終得另闢蹊徑。

還好，偉哲照著我的建議去做，第五次諮商時告訴我，他與老婆「相敬如冰」這麼多年來終於做了「第一次」，雖然過程中好像沒有那麼激情，但這段重修舊好的破冰之旅總算揚帆啟航了。

「有什麼感覺?」我想知道過程是否順利。

「她的陰道是冷的,我沒有感覺。」偉哲說。

「人是有體溫的,陰道怎麼可能是冷的?還是,你的心是冷的?」我直接指出問題。偉哲的性功能障礙在治療期間雖有明顯的改善,但他心理的問題仍很嚴重。

不過,我樂於見到偉哲開始意識並探索自己對愛的期待。他說:「我不知道自己在感情上是求什麼,求心安?或者是感覺自己的不安?總覺得人生有缺憾和缺陷。雖然在經濟上並沒有太大的壓力,生活上也沒有,但總覺得缺少些什麼?可能像老師說的,我在找一種感覺,叫做愛吧!」他笑了笑繼續說:「是應該回去再多和老婆溝通溝通,這麼多年的外遇卻無法產生愛的感覺,我到底怎麼了?」

親密不只是感覺良好，真正的親密是可以分享個人和伴侶間所有的感受和經驗，包括敢於分享內心的脆弱、恐懼、缺點等，當然也可以是自己的優點、特質與正面的能量。婚姻的核心是尊重和彼此依賴，一旦缺乏這些，兩人之間的親密感就會變得脆弱而不穩定。要認真面對自己的感覺，明白說出內心的需要及對愛的渴望，學習付出也學習接受。偉哲接下來的進步快速，還沒到第六次諮商的日子，我就接獲他的好消息，說已經和老婆到飯店開房間做愛。

第六次諮商時，偉哲明顯心情轉好，他告訴我現在每天都盡量早一點回家和老婆共進晚餐，一起洗澡，練習口愛、撫摸和做愛，兩人之間的親密感覺逐漸加溫。最令他開心的是他感受到愛是什麼，懂得珍惜、懂得溝通、分享，用行動去愛人及與人相處，也開發他可以愛人與接受被愛的能力。

美國性學治療大師馬斯特說過：「性是兩個人的事，一個人不好，另一個人也不會快樂。」然而，婚外情不見得完全是為了性欲的發洩，而是尋找一份溫暖貼心的感覺。夫妻間若長期缺乏性生活，缺乏性欲、親熱，最終還是要回歸到親密關係上，才能一起面對並處理婚姻問題或婚外情的危機。

個案3

十多年沒有性生活的夫妻

年過半百的宋先生身材英挺，風度翩翩，走進我的診療室時，第一印象只能用「溫文儒雅」四個字形容，是個令人有安全感的紳士，舉手投足間流露著社會菁英分子的教養和氣質；令我意外的是，這位紳士求診的原因不是為了性問題，而是失眠困擾！

我當然非常好奇為什麼會找性治療師來解決他的失眠問題，而非像一般人一樣求助於睡眠障礙治療、催眠治療、心理諮商、精神分析，或SPA減壓等其他管道？他告訴我已退休多年，三個月前體檢發現他竟然患有「陳舊性肺結核」，而且還疑似罹患肺癌，雖然醫師說這種肺結核的傳染性很低，目前也不需要積極做什麼治療，但要觀察半年才能確診。這個結果令他十分震驚！對於重視養生的他來說，實在難以接受，更擔心自己可能快要死了。不久，他就開始失眠。

在這段觀察期內，宋先生在肺結核可能復發或罹患肺癌的心理陰影下一直難以放鬆、輾轉難眠、身心俱疲；他的一位醫師好友揣測說：「既然找不出造成這樣狀況的原因，會不會是內分泌失調？加上之前聽你說，已經有很多年沒有和老婆行房做愛了，會不會是這方面的影響呢？」

宋先生從網路上得知我開設的性福門診，用不採手術及不用藥物的方式進行治療，與他不想進行任何侵入性的治療具有共識，因此抽空來聽聽性治療師的說法。不過，宋先生坦言：「我並不期望性功能會有什麼變化，甚至我根本也不需要它；只希望所謂的性治療可以對我的失眠有幫助，我知道這件事很滑稽，但現在我已經不知道還能找誰了？就算姑且一試吧，死馬當活馬醫。」

條條大路通羅馬，不管是什麼問題，最終都是心態的問題。性不只是性功能，最重要的是心。我們的治療成效只有二〇%是性能力的提升，八〇%是心理問題，而大多數的人不就是心理問題嗎？醫學統計報告中指出，心因性陽痿占絕大多數（七〇%），只有二五%的個案需要心理與生理一同進行治療，五%不到的人才真正需要進行積極性性治療。但因為處理心因性問題太棘手費時，大多數的人想用較為簡便的方式處理，也就是手術或藥物，以為這樣就能解決問題，但從長遠看來，性問題能用手術痊癒的只能占二〇%左右。「性」字的組成，不就是一個心、一個生嗎？宋先生想經由性繼而解開心，這也是我樂於進行的新嘗試。

此外，醫學證明性生活活躍會帶動體內多種神經傳導物質運作的調節效應，其中包括分泌血清素、多巴胺、內啡肽（或稱腦內啡）三種令人產生愉悅、興奮感受的快樂物質；在性興奮之後的全身放鬆、壓力緩解，這些效應或許都有助於宋先生入睡，減少失眠狀況、增強免疫系統。

進行諮商時，宋先生不願多談他的性生活，只告訴我已有七、八年沒有晨間勃起現象。他的孩子都三十歲了，夫妻間沒有性生活已十多年，真的沒有去想這件事了。而最近去醫院抽血檢測男性荷爾蒙（或稱睪固酮、睪丸素）濃度，果然呈現「睪固酮低下症」，即每一百毫升血液中，睪固酮濃度低於三百奈克（300ng/dl，一奈克等十億分之一公克），這讓他不知該不該進行積極的治療？

男性隨著年紀增長，睪固酮分泌減少，當體內睪固酮濃度過低時，對男性健康有重要影響，會引發一連串生理及心理的症狀，生理的部分為勃起困難、免疫功能下降、肌肉強度及質量減低、骨質密度下降及強度減弱等。心理的部分為性欲減退、不易入睡、容易憂鬱、感覺恐慌等。

其實，臨床上有許多年輕的老年人（六十～七十歲）仍性致勃勃，維持規律的性生活，其睪固酮濃度維持在五百至六百奈克之間；根據二〇一三年性福門診中不記名的統計報告，他們大多生理及心理健康均維持在一定水準之上。性是健康的警訊，因此不能忽視。

男人的性能力只是一種反射動作，大多數在短時間內功能下降的個案，也許可以經由重新訓練獲得改善。我決定藉由性治療的課程開發宋先生的身體能量，進而提升他的心理能量，只要能重拾對性的信心，就能感覺身心狀況並沒有那麼糟。課堂中我教導宋先生按摩陰莖並進行勃起練習，建議他睡覺時可以試著盡量不著內褲，在沒有障礙的情況下觀察晨勃反應，因為晨勃反應及頻率是重拾性福或健康的重要指標。

經過一星期積極練習後，宋先生告訴我，這星期他已有晨勃的反應了，雖然不是很硬，但他開始對自己的狀態有信心。基於這一點點進步，他對我的性治療開始稍具信心，他說勃起不堅的症狀已經十幾年了，對於和太太做愛這件事也性趣缺缺。我問他為何這麼多年都不想和太太做愛？他說：「我一直都愛著我太太，她是一位端莊純潔的女人，但有一個缺點，」他看了一下四週，小聲地說：「她在床上就像人家所說的死魚，久了我也就提不起性趣了。」

我覺得真諷刺，這就是男人的矛盾心理。結婚時希望自己的老婆是純潔無瑕的聖女或處女，對男女交歡、翻雲覆雨之事一無所知，婚後又覺得「死魚不好玩」？宋先生這時也意識到——原來「死魚」正是自己的期望造成的。

所幸，從宋先生言談中聽起來，他和妻子相處融洽，每天手牽手一起散步，顯然夫妻感情還不錯，只是彼此之間沒有激情，生小孩的任務完成後，漸漸不再做愛。我鼓勵他與老婆好好溝通，重享魚水之歡，我說：「如果老天注定你是這樣的話（指罹患肺疾），何不就好好活剩下的時間？如果老天不是如此安排，你的想法也不改變，只會讓最愛你的老婆感到心疼。」

第三次諮商時，宋先生非常開心地踏進診療室，和我分享他的改變。他說陰莖勃起硬度比上星期好，自覺性能力變好，而且連睡眠品質也跟著改善了，原本夜裡淺眠睡一、二小時就會自然醒來，現在可以連續睡上四、五個小時。

「老師，我真的服了妳！我老婆去看孫子，這星期要從新加坡回來了，我想加緊練習，可以和老婆試著開始做愛。」他衷心地說。

對於這樣身心正向循環的結果，我並不意外。宋先生身體狀況好轉，同步增強他的心理力量，那股力量就是——不論是肺結核或肺癌，都不會把他的身體狀況和性能力拖垮，這是最重要也最讓我們振奮的訓練結果。接下來的課程，我繼續教導宋先生如何為伴侶口愛、愛撫、接觸，可以預見宋先生和老婆的恩愛之旅即將再度啟航。

性能力如同其他身體器官功能一樣是「用進廢退」，宋先生持續練習勃起勢必刺激大腦持續分泌睪固酮，進而提升睪固酮的所有徵象，如性欲、肌肉強健、活力及認知能力；而對女性而言，在夫妻規律的性生活中一樣可以提高陰道的潤滑程度，滋潤陰道，更有助於保持陰道酸鹼平衡，增強陰道對感染性疾病的抵抗力。因此，夫妻間能持續維持性愛，對雙方無異都是一件好事。

下一堂課，宋先生回到我的性治療門診無奈地告訴我，老婆是回家了，但因為太久沒進行性邀約，不知該如何開始？他說：「前幾天，我心裡一直想要試試看，但是因為長久分房，首先出現的問題就是要在誰的房間？她會不會覺得很奇怪而拒絕我？這麼久沒做了，我們兩個都已經到更年期了，她會不會痛呀？」

這些擔憂不難理解，事情沒有實際去做，一切都只是猜想。我說：「既然你們兩個還很相愛，因為一場肺病，你們一同經歷折磨，人生再也沒有什麼不能說的事，還有，現在你失眠的狀況有明顯的改善，我想她應該會因為你有性欲而更加開心吧！」

根據研究報告和專家建議，夫妻間最好能維持規律性生活，這裡所指的性生活不只是單純性交，也包括接吻、擁抱、愛撫等；溫柔體貼的性生活有助於配偶雙方溝通和情感交流，會使彼此在情緒上和肉體上更加親密、更了解彼此需求，若性愛時達到高潮，會覺得更有自信、更有吸引力，這些都是有益身心健康的。

最後一堂課時，宋先生說他還是沒有採取行動。

我本能地反思，是不是把宋先生逼得太緊了？或許太久沒有性生活讓他有些懼怕，雖說他承認在性福課程中生理狀況恢復很多，這樣的課程的確讓他受益良多，最重要的是多年不用的性器官可以再度甦醒，他感到相當滿意，但遺憾的是仍舊不敢行動。

改變本來就會引發焦慮，我漸漸明白，就許多個案來說，基於不同的理由，「沒交功課反而最能找出問題的真相」。要求個案能在訓練期間完成功課是希望給予某些壓力使其發揮潛能，把原本不清楚但真正需要解決的困惑凸顯出來。

想太多，就是宋先生最大的問題所在。

「在兩人性生活的部分，我還是想先緩一下，畢竟一個半月就恢復這麼多，我不知道老婆會不會亂想？跟不跟得上？我看還是尊重老婆的意願好了，她這麼多年以來對性淡然處之的態度，我還是覺得有壓力，現在還不是時機，希望再等待一段時間。」他說。

我雖不理解，但課程也近尾聲，課程結束前我對宋先生說：「很開心成就你這一樁不是因性功能問題，而是焦慮所引起的失眠症狀而來治療的個案，但很多事不是用想的就可以完成的，如果根本沒有試著實踐，事情永遠只會停留在焦慮而不會有答案。」

個案4

寧願偽裝自己「不行」的男人

四十歲，從事網路工程工作的建宏，有幼年型糖尿病病史，求診時主訴結婚八年，真正做愛只有五次，兒子出生後就再也沒有性生活了。除此之外，連基本的晨間勃起也沒有，這樣的狀況已經超過五年，會來治療是希望能夠再度勃起拚生第二個小孩。

雖然許多醫學證明糖尿病會直接影響勃起功能，但根據我多年性治療的經驗，糖尿病導致真正不能勃起的反應並不常見，反倒是心因性因素居多。

根據糖尿病影響性功能的醫學報告顯示，男性勃起能力主要為充血及神經作用，血糖控制不佳或經常處於高血糖的狀況，容易導致血管或神經病變而影響勃起功能，因此，糖尿病會不會影響性功能，關鍵主要在於血糖控制的狀況。但除了血糖之外，另一個更重要的因素就是「心理作用」，有些糖尿病患者因為知道糖尿病可能會引發勃起障礙，在潛意識的暗示下，心理壓力過大，患得患失，繼而影響生理功能，導致性功能出現狀況，這些心理暗示的強大作用在醫學研究中早已被證實。

第一次進治療室，我觀察建宏的陰莖有些萎縮，一開始推測他可能是因為久未發生性行為，陰莖的外觀看起來較其他男性迷你一些，除此之外，也有明顯包莖的情形。諮詢中，建宏說他對陰莖皮膚敏感的刺激點幾乎都在尿道口附近，其他地方均無感。一般有這樣坎頓式包莖的情形，我們會建議他接受包皮環切手術以重建龜頭的光明，但這對建宏來說是行不通的，因為他的血糖值高達400mg/ml以上，考量到血糖高，末梢血液循環差，傷口不易癒合，加上擔心會有感染的後遺症等，因此冒險做手術未必是一個好方法。但是性這件事遲遲無法解決，他沮喪了好多年，真的不知道該怎麼辦才好。

在諮商過程中，我開始漸漸了解建宏，他的婚姻生活實在過得很沮喪。建宏的老婆在證券公司上班，處理事情乾淨俐落，無論在生活或工作上都是箇中好手，是強勢又精明的女人，精於金錢謀略，個性務實。而建宏浪漫、缺乏自信又有糖尿病，近年來血糖一直控制得不好，常在工作時昏倒，這樣的身體實在不適合長期耗時耗腦的工作，婚後一年便辭去工作成為SOHO族。

以建宏的身體狀況來說，並不適宜生小孩，但老婆卻一直希望能生育小孩來圓滿這個家。建宏坦承，婚後發現自己有高潮卻無法射精，看過很多生殖專家，診斷出他有「逆行性射精」的問題。專家一致建議採取人工取精，為了傳宗接代，做過五次以上的人工受孕終於成功，過程中飽受取精之苦，而且所費不貲，每次十幾萬元的醫療費用著實讓他們吃不消，對此老婆頗多微詞，認為都是他讓她這麼辛苦，他因此漸漸不敢碰老婆了。

「逆行性射精」是由於自律神經障礙，造成內膀胱括約肌的關閉不靈，因此在陰莖肌肉收縮下，本來應該射出體外的精液，反而逆流射入膀胱。這種併發症的發生率大概只有一％左右。

建宏說他們夫妻做愛唯一的目的就是生孩子，他壓力很大，而且很在意老婆的感覺，總覺得做愛就是評分，老婆的一個眼神、一句話、一個動作就能干擾他的性能力表現；至於他的性需求和感受是什麼，他從來不敢說。

經過三星期的課程與指導，建宏陰莖的硬度漸漸有了起色。原本因使用率極低，而且接近枯萎的小黃瓜，慢慢變成去皮香蕉，進而又變成帶皮香蕉，勃起的長度由原先的七公分變長至八、九公分，他非常開心，但這些都不是重點，也不是性治療的核心。性治療的核心在於感覺與愛，我讓他在治療室中重新體會沒有壓力的感覺，協助並引導他進入「感覺」的核心——愛。

第三堂課程結束時，建宏和我分享射精的快感和刺激感。他承認自己為這種沒壓力的舒暢感著迷，雖然過程中還是無法朝外射精（因為射入膀胱），但射精的感覺還在，基本的勃起能力也沒問題，這間接證明他的婚姻或心理已經出現了莫名的壓力及焦慮。結束前，我觀察到治療中的建宏在陰莖最硬的時候就引發射精反應，這是早洩的訊號，於是我開始教導他以「凱格爾運動」（Kegel exercise）的方法來學習收縮會陰部肌肉，訓練控制射精，繼而延緩射精的時間。（見第五章自療法頁一三五）

第四堂課時，建宏反映陰莖仍有忽軟忽硬的情形，我對於這樣不自在的反應是可以預知的，因為他想要藉著加強海綿體肌肉收縮的「硬」來反映自尊，但「收縮」的下一步卻是「軟」的開始。我勸他要練習放鬆，不要將注意力一直集中在是否勃起、是否硬，否則會徒增練習的焦慮感。

我還發現，每當我們一起在課堂中觀看有關性愛教學影片時，他會有不安的反應，我當然也可以預期這樣的不安，但奇怪的是，只要播放到男女即將達到高潮之際，他總要轉過頭來和我說話。這樣的情形發生三次之後，我立刻暫停影片，轉過身直接問他為什麼，建宏被我突如其來的舉動嚇了一跳，愣了一會才回答我：「嗯……有嗎？啊！對，我一直以來都害怕高潮……」他搔了搔頭，語帶羞澀地老實回答我。

專業的治療師必須要有敏銳的觀察力，並洞察細微事物。性治療師不但深具專業的性學涵養及諮商經驗，還必須能同感個案的內心需求，並在談話過程中發現其內心對性的恐懼，這就是性治療師的專業。

進入治療室時，建宏一下子就能勃起的舉動讓他非常開心，但此時他坦白告訴我，他在練習過程中常對我產生性幻想，有時會刻意把我當成性幻想的練習對象，他知道這樣對我很不尊敬，會有罪惡感，如此分心的結果就造成陰莖忽軟忽硬的狀況。

我非常能理解個案從性治療師這裡得到了安慰、了解、接納，進而把治療師投射成理想性伴侶的心態，但我更知道，這是一條面對性障礙「險阻最小的路」（他們不會真正愛上我）。我絲毫不訝異或感覺被侵犯，畢竟我只是他們通往性健康的橋，而非終點。多年治療的經驗中，面對這樣的狀態，我會先同理並安撫個案，解釋在性中「幻想並不存在犯罪的事實」，只要沒有侵犯動作，就不構成犯罪行為。而性幻想中的罪惡感是自己製造出來的心魔。透過我練習坦白、經驗放鬆、分享情緒，進而了解自己、接受自己，和我們的伴侶達成更深的親密接觸。

第五堂課時，儘管建宏的回家功課已經做得很成功，不論是在性欲上，還是在硬度上，或在勃起時間上，都有大幅度的進步，但建宏還是很沒信心，他說到目前為止，還是沒有夫妻的性生活。

「為什麼？」

「我希望由老師親口告訴我，我目前的情況是正常的嗎？」建宏希望得到我的再確認。

「現在你的生理性功能完全正常，但是，最嚴重的問題其實是出在你的心理……」

「為什麼？」建宏不解地問。

「到目前為止，你還沒進行任何性行為就是一個大問題。坦白說，你連任何一項兩人的作業，不管是性愛議題的溝通，還是兩人無目的的親密按摩，或是有目的的前戲，你都說還沒準備好，這表示和你太太間的親密關係存在很大的問題，願不願意跟我談談這方面？」我說。

「我太太很強勢，我其實滿不想和她親近的，每當我鼓起勇氣約她，她就好像滿身是刺，不是說我親她的時候口水多，就是說我下體有味道，即使是我剛洗完澡。我真的很害怕……」

「那就對了，心理上的恐懼會影響生理上的能力。你有想過該怎麼辦嗎？」我問。

「孩子其實是我們無法親近的障礙。因為老婆會和小孩睡，我已經三年沒和老婆睡了，如果可以讓小孩不要和她一起睡，可能會好一些……」建宏說。

「你認為問題在小孩嗎？如果老婆本身不願意親熱，小孩只是她的擋箭牌而已，重點還是在你們夫妻感情本身。」我毫不留情地戳破這個藉口泡泡。

「可是，我老婆絕對不會想來這邊治療的，她會認為我神經……」建宏說曾試著對老婆表達為什麼不想做愛、為什麼對性愛感到壓力，但話到嘴邊，老婆就搶著說：「明明就是你不行，還怪我強勢？」潑了他一頭冷水。

「你的問題就是要和老婆溝通，怕是最大的障礙，逃避不能解決問題！只有真正說出自己的感受，然後強壯自己的意識，勇敢去接受事實，才能面對拒絕而不怕受傷。」我說。

五個星期過去了，建宏還是無法克服面對老婆、面對高潮的焦慮，高潮的背後是射精，射精的背後是以前他們無法自然受孕的陰影；不想與老婆做愛，害怕再面對她對於無法正常射精至陰道的眼神，勃起失敗的挫折等，因此，他打從心裡就排斥告訴老婆自己的性能力已回復正常，因為他知道這樣的事實只會讓老婆更加生氣。寧願讓老婆一直認為他還是以前那個患有糖尿病的、無法正常勃起的老公。

「不要再催我和老婆溝通了，我不想傷害她，也下不了決心辦離婚。」建宏說。

課程結束後，我和建宏就失聯了。這樣無言的結局確實讓我有點沮喪。在搭捷運回家的路上，我一直反覆思考自己派給建宏的家庭作業是不是太難了？或許這樣做反而讓他更有壓力，或是時機尚未成熟，若依我的建議強行介入進行溝通，是不是會造成更大的傷害或意想不到的反效果？也或許他最不想承認的就是他們夫妻感情已經出現難以修復的嚴重裂痕，這比單純無法勃起的問題還要複雜許多。

TIPS

一、如何判別自己是「器質性陽痿」還是「心因性陽痿」？

觀察夜間是否有陰莖勃起現象（NPT），這是判別心因與器質性陽痿最大的分野。若有，則排除器質性陽痿的因素。

- 檢測方法一：男性熟睡後，由枕邊人進行觀察。
- 檢測方法二：「郵票試驗」是屬較客觀的檢查，其方法是睡前將四張聯孔郵票環繞陰莖根部黏著，第二天起床時檢查郵票，如果在聯孔處有斷裂，則表明夜間有過勃起情形。
- 檢測方法三：更為客觀的方法就是至性功能相關檢驗單位進行夜間勃起之儀器監測。

二、你了解自己的性能力嗎？

根據男性醫學會對勃起硬度級數的評等，如下：

硬度級數	硬度象徵	硬度定義
第一級	蒟蒻	陰莖變大，但沒有硬度
第二級	剝皮香蕉	陰莖有硬度，但無法完成行房
第三級	帶皮香蕉	陰莖硬度可以勉強行房，但未完全堅挺
第四級	小黃瓜	陰莖完全堅挺

個案5

陽痿夫背上性無能黑鍋

「昨天就提醒妳今天有約診，希望妳提早忙完早一點出發，怎麼弄到這麼晚才到？」今天是性治療的第三堂課，蔡太太一踏進診療中心，蔡先生劈頭就興師問罪的情形已經不是第一次了。

「我總要把帳目結清楚才能離開辦公室吧，而且一路上塞車，怎麼能怪我？以後不要一直打電話催我，別以為你是老闆就可以這樣對我頤指氣使！」蔡太太不甘示弱地吼回去。

「我和妳一樣從公司開車過來，為什麼我沒遇到堵車？妳就是故意的吧！」

「你明知道這個時間我還在公司忙，幹嘛偏偏要排在這個時段？你才是故意找碴！」

這對夫妻從開始進行治療時就是這個狀況，一見面就吵得不可開交，而且在外人面前也完全不顧情面。這樣的狀態分開進行諮商是比較好的做法。

年近四十歲的蔡先生是一家貿易公司的老闆，蔡太太是公司的會計，婚前就一起工作，結婚迄今快十年了，卻一直沒有成功圓房。蔡先生對性的了解僅止於性交這個動作，而老婆卻不時在言語中責怪他不懂得調情、缺乏生活情趣等。除此之外，蔡先生說從結婚開始就只在老婆的會陰部磨蹭，然後射精，未曾體驗什麼性交、性愉悅，日子久了也對性毫無興趣，到最後連陽痿都找上他了。

「這麼多年了，為什麼現在才想要治療性的問題？」我問蔡先生。

「我現在連晨間勃起都沒有了，覺得自己好像是個被閹割的男人，沒有生氣也沒有活力，這樣活著，生理與心理都讓我非常不舒服，難道我以後都不能『抬頭做人』了嗎？」蔡先生嘆口氣，臉色黯沉下來，他繼續說：「其實婚後兩年，我們就因為這件事一直吵架，吵到決定離婚，但當天晚上老婆說她身體不舒服，我送她去醫院，沒想到檢查結果發現她懷孕了，因此就沒離成。生產時，她說很怕痛，所以我們就決定用剖腹產，現在兒子快要七歲了。」

晨勃的定義

晨勃在醫學上稱為「夜間陰莖腫脹」（nocturnal penile tumescence），是很正常的現象，所有年齡層的男性都會發生，甚至連子宮裡的男嬰也會。在睡眠週期中，進入和離開快速動眼期（Rapid Eye Movement, REM）時，體內荷爾蒙和神經生理上的變化就導致勃起，和夢境內容無關。色色的春夢當然會引發勃起，不過因為一夜好眠會經歷四到五次的睡眠週期，所以通常男性一個晚上會有四～五次勃起的經驗，他的枕邊人最容易發現。

科學家認為晨勃在生物學上有重要的意義：規律地輸入大量充氧血到陰莖，有益組織的健康，可避免勃起障礙。清晨勃起現象可作為男性健康狀況的參考指標。

根據前三週檢測的結果顯示，蔡先生勃起的硬度約如去皮香蕉，但生理反應正常，排除器質性疾病的病因，只要持續加強練習陰莖活化刺激，應該就能恢復正常晨勃現象，但蔡先生的狀況一直未如預期，因此改變療程的重心，轉向蔡太太，和她進行一次單人諮商。

「聽蔡先生說，你們夫妻的性生活一直以來都不太協調，妳覺得性生活存在什麼問題嗎？」我問。

「我覺得老公會弄疼我，所以做愛時會一直往後退。」蔡太太說。

「他怎麼弄疼妳？他到底有沒有插入妳的陰道？」我本能的感覺到這樣的症狀不單純只是來自不協調，我懷疑蔡太太會不會是個陰道痙攣的女人？

「他動作很粗魯，不管我的感覺，他就是自私的人，妳看他每次一來就數落我的不是，好似我多麼讓他丟人。在家也是這樣，從來就不管孩子，孩子的事都是我在處理，他就是一個人，從來都是一個人……」蔡太太說著說著就哭起來了。

「我知道妳辛苦，但是我剛是問：你們性生活到底有沒有插入？」

原本擦著眼淚的蔡太太，突然臉色一懍，從沙發上坐直了身子說：「沒有。怎麼辦？這是我們之間最大的問題。」

「妳是說你們從結婚到現在都沒有真正的性生活？」

「是的。」

「妳一直說老公不懂得調情、動作笨拙，但是一般正常情況下，老婆只要張開雙腿，陰莖就可以順利進入陰道，但為什麼你們一直無法圓房？」我看著啞口無言的蔡太太，她似乎默認我的質疑。

陰道痙攣作祟

臨床診斷陰道痙攣並不困難，依據拉蒙特分級法，凡是在性交前或性交時情緒緊張不安，陰道發生不自主的持續痙攣性收縮，以致不能性交或拒絕性交，依程度可分為四級：

第一級：發生痙攣的肌肉僅限於會陰部肌肉和提肛肌群。

第二級：發生痙攣的肌肉擴及整個骨盆肌群。

第三級：臀部肌群頻繁痙攣，致使性交根本無法進行，患者會夾腿、抬高臀部以拒絕檢查。

第四級：患者面對性活動或檢查時，不僅臀部肌群痙攣性收縮、不由自主地夾腿和抬高臀部，而且整個身軀會奮力地往後退縮，甚至大叫大喊，出現驚恐反應。

第一、二級程度的患者在性交時，雖有不自覺地夾緊雙腿、抬臀的反應，但均可在安撫之下完成性交；第三、第四級程度的患者則難以完成性交。

陰道痙攣主要是心理因素的恐懼所造成的，生理疼痛次之。如長期接受錯誤的性教育、缺乏性知識，或過去曾遭受性創傷而對性交產生恐懼、緊張、焦慮、內疚、消極等負面心理，都會導致陰道痙攣，但真正原因不明。

誣賴老公來掩飾無法行房的窘境

根據蔡太太對性檢查的反應，屬於心理因素所造成的第三級陰道痙攣症狀。

「你們夫妻從未真正進入性交階段，事實上是妳害怕性交所造成的。床上誣賴老公不會做愛、床下以吵架來搞破壞，藉此來掩飾自己無法行房的問題，結果卻造成老公不舉的事實。」蔡太太被我這麼一說，突然愣住了。

其實，像蔡太太這類陰道痙攣的患者，心理治療是最重要的，而器官的減敏感治療只占三〇%，能使患者降低對性交所產生的恐懼，自然在態度上也較不會抗拒，治療率幾乎可達百分之百。若夫婦雙方可以在療程中同步學習性知識和性技巧，繼而對性產生好感，和諧的性生活指日可待。

「可是，我已經完成傳宗接代的使命了，對家族也有了交代，我不覺得夫妻間一定要做愛？」蔡太太對於性仍有很多說不出的恐懼，治療對她而言是很大的心結。

「那妳為什麼一定要把性生活不美滿的責任推給他？」我問。

「老師，妳千萬不要告訴他是我的問題，不然我就輸了。」蔡太太懇求。

「夫妻之間，沒有誰贏誰輸的問題，不是雙贏就是雙輸，一方贏了也不會真贏。我建議妳還是跟老公明講，畢竟他在這個婚姻過程中也吃了很多苦，最後還導致自己性無能。其實這是長久以來對做愛覺得有壓力及性壓抑所造成的。」

在我的安撫與保證之下，蔡太太決定接受陰道痙攣的治療；另一方面，蔡先生也透過我們所教導的方式進行陰莖按摩練習，見他的勃起硬度日見改善，重新恢復晨勃現象，真替他開心。

不負所望，在療程結束前，蔡先生終於解除老婆恐懼性交的心防，成功達陣。

每個人都該理解，性問題絕對不是單一因素造成的。每個人、每對夫妻、每種文化對性的態度、期待和感受都不一樣。在處理夫妻性問題時，最好把它當成夫妻共同的問題。唯有從這個角度切入，才有助於我們更寬廣思考、討論性這件事，更可以有效減少夫妻彼此的內疚、防衛和推卸責任。

Chapter 2

早洩的性治療

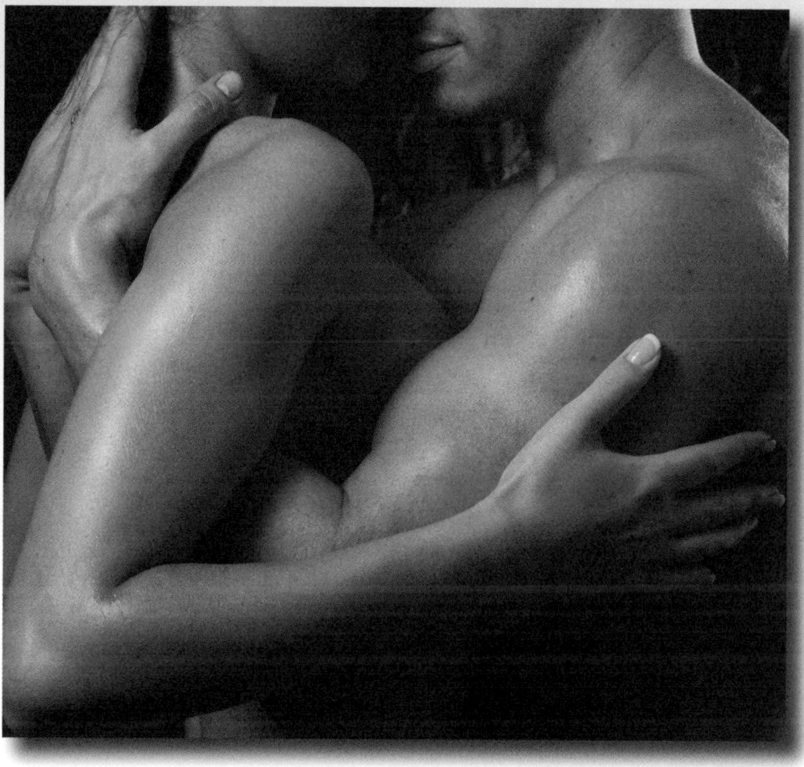

個案1

緩慢性愛，老男人也能憋得住

早洩是最普遍也最常見的男性性功能障礙，綜觀全球統計數據皆然，有二至三成男人有早洩困擾，換句話說，至少每四人就有一人是「快槍俠」，且不分人種、無關年齡，有時還不幸合併無法完全勃起的問題。

戚先生即將邁入耳順之年，是一位文質彬彬的土木工程師，長年被公司外派至歐洲工作，當他走進我的診間，一坐下來就說他已經想好了，要直接進行性治療課程。

戚先生告訴我早年就一直有早洩的問題，尤其這三年來更加嚴重，不但早洩，連晨勃都沒有反應，這樣的做愛品質讓他覺得很慚愧。當我問他老婆是否有微詞時，戚先生卻說老婆對他一直很熱情，但對性就相對保守。結婚快二十年了，老婆的性技巧始終乏善可陳，而他自己也不怎麼熟悉，有時還會被罵：「弄得很痛，是不是插錯洞？」除此之外，他現在陰莖軟軟的就想射，怎麼辦？

「插錯洞？您對老婆的性器官好像不太熟喔？」我故意揶揄他。

「以前我就比較擔心這個（早洩）問題，我想，如果可以快一點進去，會不會安全一些，不然就會弄在外面了。」他一臉害羞地說。

戚先生的問題除了對性的生理位置不熟悉以外，還有早洩和陽痿的狀況。經過他苦命的陳述，進入治療室之前，我特別囑咐他要小心，如果感覺無法控制想射精時要提早提醒，而我也小心翼翼地看待這個狀況，但戚先生在治療室裡不但無法勃起，而且完全沒有反應。

「之前有這種情形嗎？」我好奇地問。

「沒注意到。我昨天剛回來，老婆去美國看小孩，還不知道。」

我試著要他自己用手慢慢地對陰莖進行按摩，剎那間，我看見的是來不及變硬的陰莖就射精了，這麼快的程度連要測量時間都沒辦法。

在醫學上，早洩的定義是一、陰莖進入陰道內一分鐘射精。二、陰莖進入陰道內抽插十下以內射精。但戚先生更慘，基本上就是沒有硬起來就射精了。在性學上，對早洩的定義則不似醫學上以時間或次數來論斷，反而更在意雙方是否能在性行為上達到滿意來加以定義。

說到控制射精的方法就不能不說到「動停法」（stop-start）。動停法就是在即將要射精前將動作停止，等待射精感覺消失後再繼續動作。具體方法是男方仰臥，把注意力集中到陰莖上；女方則在撫弄陰莖時注意男性的反應，當男性感到興奮、即將要射精前，可示意女方停下來，以大拇指置於陰莖頭的腹側冠狀溝，其餘四指放在陰莖背側面，用力捏緊約十五到二十秒。

經過三週的練習，再次來到諮商室時，他興奮地告訴我，經過幾次挫敗，心裡謹記這些教訓，之後的每一天在家都儘可能花上一個小時來練習，沒想到勃起的速度真的變快了。

「那你和老婆間的感情如何？」性福絕對無法脫離兩性之間的溝通，因此，在功能進步的基礎下，我趕緊將性溝通的議題帶入。

「我們感情一直都不錯。還記得剛結婚時，她很喜歡親我，她的吻很大，弄得我嘴邊、臉上都溼溼的，不舒服，說不上來，後來每次只要她想親我，我就會故意將臉閃開或躲著她，久而久之我們這樣的互動就漸漸變少了。」

「那你為什麼要拒絕她？」我不解地問。

「我覺得自己快要窒息了。」戚先生說。

「快要窒息？」我接著他的話說。

「對，也就是我覺得她的侵略感很強，好像要把我整個抓住，」他停頓一下，繼續說：「我覺得自己像一隻小貓。」

「那現在呢？」

「因為我這些年都不在臺灣，而且相聚的時間也不長，就這樣，對我而言，她的侵略感慢慢沒有以前那麼強。當然，這樣的感覺自然有些疏遠，甚至都忘了她哪裡比較性感了呢！」戚先生有些無奈地說。

所有的問題都會在練習中產生。性愛的過程是一門很深的學問，焦慮就是最大的絆腳石。戚先生所能想像的性愛是脫衣服直接愛撫性器官，然後就插入。這和他的舊經驗有很大關係，因為早洩，他不自主地對性愛中的「時間」產生焦慮。若從這個點切入，我建議他可先放下性愛中插入為目的的壓力來享受性愛的過程。

「對了，這次又來了。以前我老婆每次和我做愛後都會出現下體疼痛、血尿的問題，這讓我們很頭痛，這次也是，是不是我和她的分泌物『不合』的反應證據？」

詳細詢問他們在性交後老婆是如何清洗下體的事時，戚先生老實說，老婆有潔癖，每次性行為之後就會在浴室洗很久，確切狀況他其實也不清楚。

「那你有發現浴室中有什麼東西嗎？」我問。

「是有一些陰道清洗的灌洗用品和器具。」

「不知道是不是清潔過度？如果是，那她實在不應再繼續這麼使用了。因為所有制菌性的清潔用品都會破壞陰道正常的菌叢，而且會讓原本健康的黏膜喪失抵抗力，像這樣不健康的灌洗反而會造成陰道感染，也導致尿道感染。」

戚先生聽完我的解釋後，若有所悟地說：「原來這就是她一直感染的原因呀！」

「那這次做愛的狀況如何？」除了教導性醫學知識以外，我還關心他的課程進步情形。戚先生說狀況恢復得相當令他驚訝，除了可以回復到少年時的十多分鐘以外，連多年來尿後會滴漏的情形也跟著改善。至於這次與老婆的做愛經驗，他覺得只能說「天衣無縫」，而且老婆發現他的做愛技巧有進步，會「斯洛伐克」（slow fuck），在速度上也不會一直想做鑽動機，還會控制呢！他藏不住內心的欣喜。

課程結束前，戚先生與我們分享他的親子性教育成果。他說，以前只要談到性，他的態度就是保守。不止夫妻間的性生活缺乏刺激，連親子間對性議題的了解也很少。他以往會在寒暑假仔細地檢查兒子的電腦硬碟，再將硬碟裡的A片統統刪除，順便再趁機教育一下；但現在他知道這樣是行不通的，於是就在一次言談間故意用開玩笑的方式坦露他擔心早洩的事，還傻傻地問兒子說：「不知道我會不會不小心將這個問題遺傳給你？」當時兒子聽見差點噴飯，這是他第一次看見兒子對他開懷笑，就這樣意外地開啟了他們父子間第一次的men's talk，他說這種感覺真的好棒。

戚先生說兒子電腦裡的A片，他再也沒刪過，有時反而是老爸會向兒子推薦幾部不錯的片子，但他萬萬沒想到，兒子竟也會向他透露自己的性喜好——大胸脯又比他年紀大的女人。最後，戚先生說能這樣把兒子當成朋友一樣對話，是他夢寐以求的父子溝通，他滿意極了。

個案2

快槍哥如何挺立四十分鐘而不「洩」氣？

陽痿藥不治早洩，傻傻分不清

性功能障礙最常用的就是威而鋼、犀利士、樂威壯，但不論是藍色小藥丸（威而鋼）、黃色小鋼砲（犀利士），或是橘色小神仙（樂威壯）都是治療陽痿的藥物，對於治療神經性敏感的早洩並無多大功效。

四十二歲的范哥是電子公司的高階主管，年輕時就深受早洩之苦，有一次甚至只看到女性的下體就射精了，後來聽說戴保險套做愛可以減輕症狀就試試看，但也是不到四分鐘就繳械了，他常被女伴譏諷為「快槍哥」。最近幾個麻吉朋友介紹吃犀利士效果不錯，但上場後照樣又糊了一次，因此希望我可以真正幫助他。

范哥第一次坐在我診間的沙發上，翹著二郎腿，故作輕鬆地告訴我，除了早洩，沒其他的問題。幸好老婆個性保守，對性生活的要求不高，也沒聽她說什麼怨言。小孩出生後，他們就為小孩而「海峽兩岸」，即便如此，他們夫妻還是達成週六晚上做愛的默契，房事就像例行公事，平淡無味。

「但是，我現在想解決的事，是與同事一起出去逢場作戲時，不要總是我第一個辦完事，穿好衣服走出來……」范哥面露尷尬地說。

顯然的，范哥尋求性治療的動機是想更持久。

「我常常一個月到大陸出差一次，比較喜歡的方式是與固定的幾個小姐約會。妳知道的，就像男女朋友約會一樣，每次去我都會先帶她們去挑禮物，一來是讓她們感到開心，二來順便測試她們的貪心程度，如果她們挑選的禮物價位超過我和她之間友情的預算，或為此大敲竹槓，以後就成為我的拒絕往來戶。」

從范哥交女友的習性分析，我發現他並不喜歡純肉欲的發洩關係，他最想要的反而是在性交易過程中營造一種風花雪月的氣氛，來證明他還是很具吸引力，即使對方販賣的是短暫的虛情假意，他也樂此不疲。

在治療室裡，我觀察范哥的勃起硬度雖不如他四十歲年紀應有的硬挺，但其敏感度還不至於嚴重到如他所言：看到女人陰戶就想射精。在治療中我發現他非常在意氛圍，在意性的表現以及對方在言語上的稱讚；在范哥性愛互動中不難發現，他真正需要的是經由女性的呵護和肯定，來證明自己在性上的存在感。

「為什麼不把買春的錢拿來花在老婆身上？」我試圖轉移話題想多了解范哥的夫妻關係。

「我不是一個不負責的男人，我照顧家人，把所有的薪水都交給老婆，算是盡了對家人該有的照顧。」范哥認真地說。

「那為什麼不花點時間與老婆分享你生活中開心的事？」我接著問。

「有呀！但我老婆的生活都以小孩為中心。反正我已經結紮，買春只是純娛樂，又不會玩出大麻煩。」他一副沒什麼大不了的神情。

我心裡不斷湧出一個念頭，到底是男人不願分享？還是女人太過專注小孩，不專心兩人世界的互動？但這個問題對很多夫妻來說都是困擾，由於缺乏老婆的說詞，因此我決定先擱下，以後找時機再和他討論。

接下來，我花了兩週時間來教導范哥進行一些基本的勃起硬度按摩、減敏感技巧等訓練，交代他要多練習凱格爾運動來忍耐想射精的衝動。幾週訓練下來，范哥在諮商進行中說：「老師，老實告訴妳，不論在自慰練習或是與老婆做愛，我的早洩都沒有明顯改善。」

「為什麼？」我感到非常懷疑。

「老師，不是會不想射嗎？」

「那你的狀況是……」為了讓他說得更詳細，只好忍住想直接回答的衝動繼續引導他說下去。

「我練習時還是會想射，然後，就射了……」

原來他腦海中從沒有想控制射精的想法，他說連看A片時都要控制射精，這件事對他來說非常不人道。我告訴他：如果你要陰莖完全脫離你的感覺而不受任何刺激，那非得進行手術或噴表面麻醉藥物才行，可是即便這樣也無法消除你腦袋中想射精的衝動。

到治療室裡，再次協助范哥練習控制射精的訓練，我引導他放慢速度，感覺撫摸的快感，教導他陰莖的按摩方式；在訓練的過程中，我不斷用言語讚美他的狀況，並告訴他性愛不是拚業績、交功課，更不是考試，用不著一直大力衝撞以求表現，更別去想陰莖的狀況到底夠不夠硬，只要放輕鬆享受其中的美好。就這樣，范哥在不知不覺中勃起的時間超出他的想像，過程也可以持續長達四十分鐘，結束後，我看見他從未展露的笑容。

「好舒服，真的很不一樣，以前從沒有勃起這麼久。」他對自己的潛能感到振奮和狂喜，原來他也可以成為「Hold住哥」呀！

范哥有了持續勃起四十分鐘的美妙經驗後，他開始相信我了。每天勤快地依照我所說的方法訓練，五週下來，其硬度甚至由原本的帶皮香蕉到小黃瓜，長度也增加了一公分，不論是勃起的硬度、長度或時間上均有明顯的進步。

由訓練中可以觀察到，范哥的早洩問題不一定在於陰莖本身的敏感上，而是缺乏自信而僵化的男女做愛互動模式。他深受傳統性觀念及日式教育的影響，以為男人要持久抽插、大力衝撞才能真正滿足女人，才算是性愛關係中勇哥的表現。我不斷經由反思與實際操作的過程讓范哥體會做愛不是總要以射精為目的，女人的高潮也不是在大力衝撞的瞬間，放慢做愛的步調而享受做愛的過程才是王道。

最後一次諮商時，范哥開心地與我分享在大陸「實戰演習」的成果，三天裡與女友（伴遊小姐）做愛六、七次，勃起時間最長可達四十分鐘。「原來慢慢做（愛），女人也會有高潮，我終於摸到訣竅了！現在我覺得只要時間、勃起長度『夠用』就好了，做愛時間太久反而會覺得太累，哈，十分鐘以內的性愛對我來說應該是比較好的。」

結束前，我還是忍不住想要知道范哥到底和老婆的進展如何？

「你這樣的狀況，老婆有發現嗎？」我問。

「應該沒有，她應該不太會在意這些。」范哥看起來不太願意深究他的婚姻性生活，只是被我逼急了，就透露一些。

「賢妻良母應該不會對這個有興趣吧！如果可以，我想還是讓她知道得愈少愈好，這是男人世界裡的事。」我想范哥可能也害怕新的性愛體驗改變後，老婆會開始查勤、干涉他的享樂，他可不想自找麻煩吧！

回到我先前對他的婚姻的想法，這真的是范哥要的嗎？范哥真的想要這樣廉價又短暫的歡愉嗎？我想他要的應該是利用這些廉價又方便的方式，來滿足情緒及對愛的渴望。這不只和性及自尊有關，也和情緒有關。

個案3

你知道老婆為什麼不喜歡做愛嗎？

現實世界裡，男人往往不肯輕易表露情緒，尤其是不安全和恐懼、軟弱和無能，但情緒對身體的反撲卻無處掩藏，性愛可能以早洩的面貌打擊男人的偽裝。

凱成是一家電子公司的業務主管，已結婚六年多了，育有兩個孩子，夫妻間有過非常高昂的閨房之樂，甚至還會使用跳蛋及按摩棒來增加情趣，但現在老婆對性愛一點興趣都沒有，每次做愛都希望趕快完事睡覺。就這樣，凱成成了早洩的男人。

凱成曾至醫院檢查，醫師建議可以服用抗焦慮藥物來減緩這種症狀，但他心裡不禁驚慌：「我才三十九歲，難道下半輩子要靠吃藥才能做愛、維持男人的自信嗎？」這不是他想要的人生，卻又不知自己的性生活怎麼會變成一攤死水？

早洩的定義和治療方法

專家對於早洩的定義，有學者以陰莖進入陰道到射精的時間來定義，也有學者以陰莖進入陰道後的抽動次數來定義。不論是一分鐘、三分鐘，或十下、十五下，都還是得回到兩性之間性行為的本質——愉悅——為最主要的重點，因此過程中是否愉悅才是性生活重要的部分。而射精時間和性經驗、性興奮的程度及當時情境都與雙方是否滿意有相當大的關係。男人或多或少都曾發生早發性射精的情形，只有在大部分的性行為都發生早洩而影響性關係時，才需要處理。

早洩的發生原因不明，最可能的生理因素，如手術或外傷傷及交感神經，或攝護腺肥大、攝護腺炎、糖尿病及多發性神經炎等；心理因素方面，許多學者認為不安、焦慮、恐懼的情緒是導致早洩的最重要原因，而男性憂慮自己在性行為中的表現、害怕使性伴侶懷孕或傳染性病、擔心性交被發現、和性伴侶關係緊張等都是可能誘發早洩。

第三次諮商時，凱成終於願意和老婆小如一起來。

「對女人來講，性在婚姻裡是不是占有很大的需求？是不是沒有得到性的滿足才會去看心理醫師呀？」他一臉迷惑又用略帶自責的語氣問我。至於女人的性到底是什麼？性到底對家庭及婚姻有多大影響？凱成完全狀況外，小如已暗地裡接受心理諮商兩年了，凱成卻是最近才知道。

「不論結婚與否，女人都有性需求，當然更想要愛的感覺。小如，妳怎麼看待你們的性生活？」

「我不願意再委屈了，我做他自慰的工具已經三年，還要我怎樣？我不是不想幫他，我已經快要崩潰了。老師，妳看看是不是可以幫我們找出一個解決的辦法？」小如啜泣著。

我感受到凱成夫妻雙方都想改變，想為快要窒息的現況找尋出路。

「她埋怨我生理需求大於愛，做愛這件事完全是配合我，這樣我才不會在外面亂搞。但老婆只容許每週做愛一次，我覺得自己處於被支配的地位，連在家講話都低聲下氣，這對男人來說是一種非常不舒服的感覺。」凱成難掩不受重視的憤怒情緒。

「你們的性生活什麼時候開始變調的？」我接著問。

「老婆生完小孩吧！她的陰道變得很乾澀，我們的前戲也愈來愈少，做愛次數從每週三、四次銳減為一次，我不知道老婆想要還是不想要，所以就想早一點射精交差了事，結果早洩問題就愈來愈嚴重，老婆是不是嫌棄我早洩？」他沮喪地問我，直接洩漏了心底的焦慮，早洩等於無法征服自己的女人。

情欲世界裡，男人想藉由性來感受愛或表達愛，如果他感受到女人的渴望、肯定、支持和鼓勵，將帶給男人莫大的自信和安全感；反之，男人也會缺乏自信和安全感。

治療室裡，我觀察凱成勃起硬度如帶皮香蕉，生理反應正常，應是焦慮導致早洩問題和自信低落，他已經不知道做愛是為了射精、高潮還是生孩子，也不懂得調情、愛撫，而老婆覺得沒有被愛，顯示夫妻之間的性溝通不足。

凱成很快學會基本勃起硬度按摩、減敏感技巧和射精控制的訓練方法，我特別囑咐他，練習這些不是為了征服，而是為你們美好的性生活做準備。回家的功課除了多練習以外，重點是多花一些時間去了解老婆為什麼不喜歡做愛，做愛時有哪些感覺，並互相探索身體的敏感帶。

下次見到凱成時，他與我分享這些時間夫妻溝通的內容。他說：「原來女人結婚後有許多事是男人難以理解的，她不僅嫁給我，還嫁入了一個新的家庭，生活圈從『我家』變成『婆家』，待人處事還要得到老公一家人的認同，重新適應新生活的壓力非常大，再加上婆媳問題、金錢管理觀念差異等，摩擦如排山倒海而來，讓她心力交瘁。原本愉悅的性生活變成只為了傳宗接代，還有一點是老婆從不和我說的，那就是因自然生產時會陰剪開導致傷口處隱隱作痛，所以她害怕陰莖進入，於是愈來愈不喜歡做愛。

女人的性需求需要被開發，性高潮的決定權不完全靠男人

經過幾週，我刻意要雙方經常溝通，並針對事情的源頭做理性正向的思考，凱成漸漸懂得老婆性趣缺缺的原因，他開始同理地站在老婆的立場去感受。會後，我建議小如應該針對自己的疑慮及隱憂進行陰道檢查，找出疼痛的原因，確認是否真為當年縫合導致不舒服的感覺。

「那最近做愛過程中發生了什麼事嗎？」我認為凱成態度上的改變會是

一個好的開始。既然陰道乾澀的心理因素已經初步排除，應有助改善雙方的親密關係。

「我愛撫老婆的陰蒂，感覺陰道變得溼潤，進入射精後還有硬度，老婆說有達到高潮，也不再覺得疼痛。」原來醫師說小如沒事，傷口上沒有任何異狀。「做愛後，我們分享彼此的感覺，老婆才告訴我其實她一直不喜歡口愛、手愛，只喜歡陰莖直接插入，而我以前的早洩讓她對性愛失去以往的欲望。還有，她希望我抽送時不要停停動動的，這樣會讓她的高潮中斷。但最讓我開心的是經過這些時間的練習，我的小老大進步很多，做愛滿意度比之前好很多。」

「以前做完就去沖澡，現在可以不用急著去，可以躺在床上說說心裡的感覺真好，不用再互相猜測對方的想法，溝通更多，達成共識的狀況也更多，親密關係自然變得更自在了。」凱成道出他們後戲的狀態改變。

女人的性需求是可以開發的，可以藉著自慰、情趣用品等找尋提升身體感覺的可能，享受自發性的性愉悅。探索自己的身體及如何達到高潮的過程更是重要，如果將這樣的高潮之樂融入兩人做愛的過程中，就可體驗雙人性高潮。高潮的決定權不完全依賴男人，更不是活塞運動而已。女人若缺乏性探索和性主張，只會把男人推向更遠的地方，而自己也會在這場戰役中受傷而不自知。

六週後，凱成透過不間斷的自我練習來控制射精，進步得很快，甚至自覺陰莖變大、變粗；隨著勃起時間愈來愈久，加上不同的性愛姿勢穿插其中，整個性愛過程的愛與性都被顧及了。

當小如感受到老公求歡不是只為了想發洩射精的生理需求，而是想發展更多親密的感覺時，她更願意加緊腳步敞開自己、接受自己，進而開發自己的性需求，進行更多調情與愛撫；在性態度上，從配合做愛的苦差事轉變為可以暗示或明示想做愛的需求，主動提出「今晚我們來試看看」的性邀約。

個案4

宅男也有春天，免吃藥小鳥變神鵰

有個笑話說：在人群中丟顆石頭，可能打到一個博士。而我認為打到早洩者的機率更高！臨床經驗發現，早洩的男人太多了，令我意外的是，年輕宅男居然不在少數。我們常吐槽愛吹噓性能力的男人「只剩一張嘴」，其實不願意承認自己早洩的男人還真不少，只有在意的人才會尋求治療。

二十七歲的小剛家境不錯，外表如哈利波特般聰明伶俐，遺憾的是，他天生是個單臂的肢障兒。憑著個人努力，他年紀輕輕就考取公職，工作賺錢帶給他經濟獨立的自信和安全感，職場上同事也多方協助，讓他感到溫暖，但始終沒遇到「真命天女」，生理性衝動只能靠「五兄弟」自慰或買春解決，過程中往往很快就射精，所以他希望從我這兒得到協助。

「我好嫉妒爸爸在外玩女人、吃得開，半個月前，離婚的爸爸回來找媽媽，才二天，就說服媽媽再次和他結婚，我要他教我怎麼才能讓女人開心，可以接受我，他居然不肯教我！」在小剛年輕的臉龐中可以看出他對爸爸的崇拜。

「你是怎麼想這件事的？」我想了解生理缺陷、家庭不完美在小剛心理到底留下了什麼烙印，有可能對他與異性間的關係和社交能力造成影響嗎？

從小剛調皮的口述中得知，他兩歲時父親就與小三另築愛巢，母親受不了打擊也離家出走，五歲時父母離異，全靠阿嬤照顧長大。他自幼古靈精怪，小學二、三年級時就開始偷看A片；國中時，就懂得在校門口向心儀的女生告白，不料卻被對方罵了一頓，從此絕交；高中時期他曾單戀女生，後來因為各自考上不同的大學，青澀的愛慕之情無疾而終。可見得青少年時期的小剛尚未出現交友障礙，而且性意識覺醒極早。

直到小剛上了大學，大學生流行舞會、機車聯誼，跳舞、騎車對單臂的小剛來說，都是不容易參與的活動；他想參加社團活動，又怕造成別人的困擾，漸漸地，社交困難浮上檯面，感情世界一片空白。家裡氣氛很安靜，他一整天可能說不到十句話。因此，我能理解為何他最認同、崇拜的偶像是金庸武俠小說《神鵰俠侶》裡的男主角楊過，他和楊過具備一些共同點，如獨臂、缺乏親情溫暖，周遭也沒有可以傾訴心事的對象；但不同的是，楊過吸引眾多美女的仰慕。

進入治療室，我觀察到小剛的陰莖勃起時約八公分（正常人約九～十一公分）較一般尺寸小，但勃起硬度正常，他自述手淫時一、二分鐘就想射精。

這是一個在生理上典型的早洩個案。他的「獨臂」是練習中最大的挑戰，於是我特別為他設計一套新的單手練習方式。我們相約下週見面時可以討論更多練習的狀況。

剛開始練習的時候，小剛一碰到陰莖就覺得敏感，用手包握住更顯刺激，於是我要他進行的重頭戲在減敏感練習。

幾週的練習過程中，小剛對於訓練及如何練習有一套自己的方式，而學習狀況自然也不在話下，但是，目前最大的問題卻不是他當初來求助的問題，而是他在人際相處中無法進入到真正兩性關係的問題。

「有喜歡的人嗎？」

「有，但都只是一般朋友，我擔心她們會嫌棄我的外在。」

TIPS

減敏感練習中最重要的是人字形按摩法。按摩龜頭下方的冠狀溝及繫帶，因為這個地方的皮膚最細，最容易在進入陰道後因承受不住刺激而射精。

「最近有試著和女生交往嗎？情況如何？」我問。要有信心地踏出與人接觸的第一步，才有可能發生後來的事。

「有啊！之前在臉書上有女網友很熱絡地與我聊天，似乎對我有好感；但團聚見面時，又覺得她冷冰冰的、有距離感。看她和別人聊得很熱絡，對我有一搭沒一搭地，有時又若有似無地對我放電，這到底是怎麼一回事？」他顯得很納悶，「還有，前一陣子同事的妹妹要我幫她網購下訂，那只是小事一樁，但她卻很熱忱地約我吃飯，當時我真的是受寵受驚，可是後來又沒下文了，這又是什麼問題？」

「哦，你認為說話熱絡就是喜歡你的表現嗎？」我不等他開口，又繼續說：「女性通常會對剛開始接觸的人表達禮貌性的問答，後來若發現對方的個性和自己差很多，即會開始疏離。」

「那我該怎麼辦？」小剛眼睛睜大地看著我。

乾淨的衣著與禮貌是給人第一眼的印象

第一眼的印象是所有人注重的焦點。當對方不認識你的時候，穿著和舉止就會成為對方評分的標準，一旦跨越這個門檻才有機會繼續進一步交往。

「你兩次都是見面時被打槍，可以說說當時的情況嗎？」

「說第二個邀我出去的女生好了。那天我們見面後，我帶她去附近的夜市吃點東西，我心想這女生還不錯，願意吃這種平價的東西，後來她搶著付錢，我搶不過就讓她付，我後來嘴賤開玩笑地說：『既然妳那麼愛付，以後出來都交給妳好了。』回去之後就沒再聯絡了。」

「老師，我真的是開玩笑的，哪知道她當真？」

原來小剛不懂初次見面的分寸，在異性交友的應對上顯得笨拙而遲鈍，錯把邀約的女性朋友當哥兒們，與對方進行聯誼後，又不懂該如何開口邀請續攤或約定下次見面的時間，沒想到可以用請客名義當成下次約會的藉口，更遑論要進一步展現自我魅力。

談吐是重點，深層的了解才能持久

「你們還有談到什麼？」

「我們談到電影，她說喜歡看有深度的電影，喜歡看完後和別人分享心得，但這樣的人似乎不多。」

「你怎麼說？」我問。

「電影通常都很貴，我都看二輪片，而且一定要看那種大卡司的、有轟炸場面的才過癮。」

宅男與早洩的關係，根據多年性治療的研究，原因不外乎缺少與女性交往的經驗，連談吐都活在自己的世界裡，對異性、性愛更是一知半解，若有生理衝動就以自慰來解決，打手槍就是想爽一下，什麼和對方一起滿足、控制射精，這些內容對他們根本不知從何說起。

A片最大的問題在於不用面對人際交往焦慮，只要畫面出現，女性就會自然拋下衣著，一副想要的樣子，這種活在虛幻世界裡的模式讓許多人忘了如何與真人進行互動，人際交往的技巧在長久不練習的狀況下失去信心，繼而脫離人群。人人都希望能和楊過一樣有一位有耐心、可以讓他撒嬌傾吐的女性，但如果真的這樣，那小剛又該如何面對自己的課題呢？

弔詭的是，我覺得早洩一開始就不是他最大的問題，最大的問題反而是如何建立人與人的溝通與交流。經過二個月諮商，小剛告訴我最大的收穫就是可以和女性交談而沒有恐懼感，也不會再一直無語或沒有話題，學會觀察別人的言下之意，再也不用裝可愛、裝傻或裝幽默來吸引異性的注意。

早洩是焦慮的外在現象，焦慮是因為缺乏安全感。而真正的愛不只是一種感覺，更是一種能力。小剛選擇裝傻、選擇裝幽默來化解自己的不安，表面上好似小時候家庭的影響或是外型肢障所造成的問題，但愛人的能力，卻是他一輩子的功課。

親密而安全的關係才是治療早洩最佳的良方。

個案5

男人過了四十就只剩一張嘴？

看到陳先生，我立刻聯想到日劇《說老婆壞話》，但他的婚姻毫無喜感可言。

經商的陳先生來找我諮詢時，已和老婆分居半個月，自述有早洩的問題。他說老婆是一名退休教師，他有一個女兒在美國紐約讀大學，已經知道父母親分居，但不清楚他們之間發生了什麼事。每次和女兒視訊聊天時，在女兒面前總是表現得很恩愛，實際上他和老婆已經兩年沒有做愛，是一對有名無實的夫妻，他很氣惱老婆這樣對待他。

「我老婆患有憂鬱症，身體狀況也不好，就是不肯吃藥，前一陣子更是以淚洗面，沉浸在自己的世界裡，不與我溝通，還怪我害她得了憂鬱症，常常對我發脾氣，指責我這做不好那做不好，然後叫我搬出去。」陳先生幽幽地嘆了一口氣繼續說：「我知道自己在性方面沒辦法滿足她，老婆認為性是下流的、性器官是骯髒的，她不接受手愛、口愛，我也不知道該怎麼辦……我好渴望愛，有人了解我、懂我……」

「這幾年你如何解決生理需求？」

「我大概兩個星期自慰一次，偶爾花錢找妓女，但往往很快就射精，也曾在大陸試過『根浴』，一星期三次，可是對我的狀況沒什麼效果，以後再也不去那種地方了。」陳先生說。

前幾年大陸新興的「根浴」，由年輕貌美的女按摩師為男性顧客保養「命根子」，宣稱具有增強男人性能力的功效。這些女按摩師操作器械，親切地替顧客的「小弟弟」做SPA，還會與客人聊天、回答各種性問題，甚至會直接輕柔地按摩「小弟弟」。姑且不論這種「另類服務」是否真能改善男人陽痿、早洩等症狀，很多男人「醉翁之意不在酒」，「根浴」因而被視為類似臺灣的色情按摩服務，在媒體上喧騰一時。

「後來看了電影《性福療程》，我想性治療師或許可以幫助我，我渴望和性治療師做愛……」陳先生吐露了他的心思。

「這是不可能的事。和我們談話，你以為我們了解你，其實我們只是透過療程給你搭一座安全的橋、找一條險阻最少的路，幫助你和另一半建立良好的親密關係。」我向陳先生表明性治療師的分際和定位。

在治療室裡，我一碰到陳先生的性器官，他就射精了，接下來我教導陳先生自我練習陰莖按摩以提升性能力。經過一、二個星期的練習，陳先生晨勃的硬度變好，但很快就會軟掉，問題在於他太在乎命根子硬了沒、硬多久，而且心裡急於速見成效，按摩方法不得要領，容易手痠，他也未善用按摩油做練習，理由竟然是怕弄汙被褥，令我又好氣又好笑。我只得重複示範按摩手法並囑咐他繼續練習。

假面男人現原形

雖然男人有時候會在外人面前說些老婆的壞話，但一段親密關係的變質，不會是單方面造成的；前兩次療程裡，陳先生一直說明老婆發生了什麼事，卻不提自己對老婆做了什麼事，實非對婚姻負責的表現，以我的職業敏感，判斷事有蹊蹺。

「你搬出來後，和老婆的互動情況有什麼改變嗎？」我問。

「我擔心老婆一個人不會好好照顧自己，有一天偷偷跑回家探視，發現老婆一個人過得很好，好像並不需要我陪伴她。她還說要跟我離婚，但是我不答應。」

「你為什麼不答應離婚？」

「我心裡對老婆還有情義，而且她說離婚後我不能帶走一分錢或任何東西，我辦不到！」陳先生說。

陳先生自以為老婆會習慣性依賴他，結果證明她沒和老公在一起也可以生活得好好的，但我感到好奇的是：為什麼陳太太可以理直氣壯地主張老公不得分配任何財產？

「你做了什麼自知理虧的事，被老婆抓到把柄，所以她可以要脅你離婚後不能帶走任何財產？」我試探性詢問陳先生，只見他眉頭深鎖，不願意坦白。

我之所以如此推測，出自合理的懷疑。基於諮商服務立場，我們治療師團隊允許個案透過Line、QQ或微信等時下流行的即時通訊軟體聯絡溝通，沒想到看起來一臉正經的陳先生私下卻傳來：「看到妳的濃眉大眼，挑起我的性欲……」之類輕佻的文字，令我們傻眼，但當下未予理會。試想，若換作一般社交場合結識的女性收到這種性挑逗的訊息，大多應該會感到被冒犯或被騷擾吧！

由此觀之，男女關係上，陳先生不懂得保持適當距離，也不知如何與人慢慢親近，在尚未建立感情基礎時，就急切地想要進入一段關係狀況裡，所以表現出裝熟、挑逗、勾搭等言行，想要抓住對方，但這些逾矩失禮的表現一下子就嚇走對方，並不會給人安全感和親密的感覺。

「你是不是常常到處拈花惹草、勾搭別人，長期下來導致老婆缺乏安全感，覺得你是個骯髒齷齪的男人？而且你老婆手中握有證據吧！」對於我的尖銳分析，陳先生沒有答腔。

「你與其他女人交往，並不是從朋友關係開始，而是從你想要的利益、情欲目的開始，一旦對方沒有給予期待的回饋、讚美，你就會生氣，覺得別人不了解你，這就是你渴望親密卻無法獲得親密感最大的問題。」我繼續解析陳先生的心態，他睜大眼睛、挑高眉毛地看著我。

「夫妻關係不好，你急於粉飾，想要表現自己好的一面，你說想和老婆溝通，但她不肯溝通，所以都是她造成問題，不是你的問題。你回家看老婆過得好不好，其實是想討好她，希望離婚時不要讓你一無所有。」我直言不諱。

「老師，妳太強勢了，讓我有壓迫感。」陳先生瞪著我說。

「你老婆也很強勢，你同樣得面對她。」我說。

「我還在思考怎麼開口和女兒解釋父母分居的事，害怕會對女兒造成傷害。在同事和外人眼中，我們是模範家庭，我不想失去這個光環，所以盡量維持假象，我心裡也很痛苦。我對性的興趣很大，可能我的品味比較低，可以把性和愛分開。」陳先生說。

「既然現階段你身邊沒有第三者，除了改善自身的性功能外，我建議你好好處理夫妻感情問題，與老婆坦誠溝通，才有機會恢復親密關係。如果她不想與你溝通，可以邀請她過來，我幫你和她談一談。」我說。

「我老婆很固執，她不會同意的。我現在只能走一步算一步，離婚這種痛苦的事就慢慢解決。」陳先生不以為然地說。

陳先生經過一個月的自我按摩練習，性功能持續提升，勃起硬度如帶皮香蕉，並可維持三十分鐘不射精；陳先生的自信心受到鼓舞，甚至以為性功能治療好了，老婆就會回心轉意接受他、愛他。

「你渴望從性中得到愛，卻不會愛人。但是，性只要花錢就買得到，難的是懂得如何愛人，你不會做難的事，只好告訴自己性等於愛，得到性就得到愛。這就是為什麼你渴望愛卻得不到愛的真正癥結，這是心理問題，並非生理問題。」我又直接一語道破。

陳先生的婚姻關係來到分合抉擇的岔路口，時值歲末年初之際，陳先生的女兒自美國東岸返家過年。

「你女兒有什麼反應？」我問。

「她只說了一句『只要你們過得快樂就好』……」陳先生以為女兒應當很在意父母離異這件事，沒想到女兒的態度淡然，他接著說：「我覺得老婆不是真的想離婚，我應該思考怎麼和她相處，再也不能用自己的方式去對待別人，多給老婆一些讚美和關心。」

婚姻是否和諧幸福、夫妻感情好不好，如人飲水，終究無法永遠自欺欺人地演下去，夫妻自以為可以隱瞞或掩飾一輩子，殊不知兒女全看在眼裡，怎會毫無感知？不肯離婚以免兒女心靈受到傷害，有時只是一種自我逃避的藉口罷了。

假面男人的死穴是性與錢

「你接受性治療的目的是什麼？是為孩子樹立榜樣、老婆得到幸福，還是滿足自己的性欲？」我問。

「我希望大家都過得很好。」陳先生說。

「這幾個星期和你相處下來，我知道『性』和『錢』是你的死穴，老婆掐住你的死穴，希望你改變，多年不與你做愛是一種懲罰，談離婚不准你帶走財產也是一種手段，說穿了就是只有用錢和性才能逼你改變，結果你還是依然故我，所以她得了憂鬱症。」我揭穿陳先生根本是說一套做一套，他囁嚅嚅說不出話來。

「這是最後一堂療程，還剩三十分鐘，你還想學什麼？」我問。

「我還有好多東西沒有學，教我性技巧吧！」陳先生回答。

「你連兩個人的親密關係都不用心經營，練技巧要幹什麼？」我正視陳先生的眼睛。

「我想一直治療下去……」

「不可能。」我斬釘截鐵地說，陳先生滿臉失望。

「我要去治療室練習陰莖按摩。」陳先生改口說。

我們進入治療室，陳先生躺上治療床後，竟然開口要求練習按摩過程不戴眼罩。

「讓你戴上眼罩，是幫助你集中感覺，去感受自己的身心狀況，但你卻想看著治療師摸鳥的表情意淫，我幫你按摩讓你舒服是要幫助你，不是讓你意淫享受性高潮的。」我義正辭嚴地說：「如果我們治療師是你的女兒，你會這樣讓別的男人意淫她嗎？你這個人就是缺乏同理心，治十次也治不好，你只是想來享受樂子！」

接下來整整三十分鐘，陳先生完全無法勃起，早洩的男人當下變成陽痿的男人。

「我在家練習好好的，為什麼在這裡反而退步了，是妳給我太大的壓力！」陳先生沮喪地說，並歸咎於我。

「我和你老婆一樣都是會給你壓力的人，如果你的性能力都是要靠別人稱讚才能變好，那麼永遠不會變好，我只是在這裡先讓你現形而已。你不是退步，而是進入下一個階段；你的狀況不是表示不好，而是需要再努力。」我沒好氣地說。

陳先生的療程結束了，他還在追逐溫香暖玉的春夢吧！

「我覺得很灰心，我還沒有達到目的。」陳先生透過Line傳來短訊給我。

「你的目的是什麼？」我回應。

「我的目的，一是不早洩，二是不陽痿，三是能夠做愛半小時。」陳先生回覆。

我無言了。陳先生若未意識到自己缺乏愛人的心，即使娶了一個十全十美的老婆，他還是這個德性。

個案6 聽到聲音就繳械，快槍俠的無奈

「很開心今天終於可以在陰道裡十多下了。」

阿聰是一位超級快槍俠，真的是聽到聲音就放槍。今天已經是第五週的課程，他非常滿意有這樣的的結果。你們一定會反駁說：「這樣有什麼好？不過才十多下。」但對阿聰而言，這已是他有記憶以來最好的狀況了。

阿聰第一次來到門診，緊張到不行，可以感受他強烈顫抖的說話聲音，焦慮的神情彷彿像要進行一個不可能的任務，當我在解說中提到：「我們的性治療必須面對勃起的狀況，扎扎實實的練習才行。」我發現他的雙手竟不自主地抖動，那驚慌失措的樣子，彷彿在祈求我放過他。最重要的是，他再過一週就要結婚了，這該如何是好？

「怎麼辦，還來得及嗎？」阿聰問我。

「應該是來不及了，」我毫不偽裝且堅定地回答他：「如果你只是要立刻讓情況變好，也許吃藥或手術會是解決方法，但如果你要的是一輩子都好，那要花一段時間訓練。」

阿聰知道幸福是一輩子的事，性事觸礁會造成日後更大的問題，他毫不考慮地告訴我，他希望好一輩子，所以接受事實，進入訓練。

第一次進入課程，他問我：「如果結婚時，真的在還沒進入（陰道）時就射了，該怎麼辦？」

「就坦誠呀！」我毫不猶豫地告訴他。性焦慮的來源是雙方，隱瞞或逃避解決不了問題。進入治療室，單純只做早洩訓練，他不到十秒就放槍了。當時他超囧，如果有地洞，他真的會鑽下去，但是我安慰他這就是過程。

接下來的幾週，他訓練得很辛苦，畢竟陰莖太敏感是事實，心裡太在意對方的感覺也是事實，但我還是認為努力練習一定會得到成果。

第六週時，小娟和阿聰一起來，小娟那時已經是阿聰的老婆，我問他們如何度蜜月？蜜月中發生了什麼事？小娟搶著說：「我們結婚前就達成共識要一起面對任何問題，『早洩』就是我們面對的第一個功課。聽她這麼說，我心中升起一股暖意，這是從事性治療工作這麼多年中，少數願意陪伴個案度過性障礙的女性。小娟繼續說：「雖然蜜月時他的狀況仍舊不好（才一星期），但我還是能理解，而且也願意和他一起努力，期待狀況能獲得改善。」

「小娟，妳是如何努力的？」

「就動停呀！」小娟看了一下阿聰，「他說，當他想射精的時候就叫我別動，等到射精感覺消失時再繼續，可是通常效果不如預期。」

「為什麼？」

「因為很容易控制不住就射出來了。」

他們的性生活到目前為止都不算滿意，因為當阿聰的陰莖進入陰道時，感覺很敏感，而且想射精，一次想射精的衝動比一次快，但記得老師提醒不能射，他們就完全停下來等待，這時兩人就這樣以插入的姿勢等待著，直到陰莖完全軟下來才能再度進行，但是很快又重複這樣的惡性循環經驗，時間一久，很難有什麼愉悅的性感覺，於是練習成了一件苦差事。

學習控制射精的方法是夫妻共同的責任，需要雙方花時間練習，彼此回饋。增進控制的技巧不是為了讓男人表現能力，更不是增加給女人達到高潮的能力。這種訓練的重點是幫助夫妻享受愉悅滿足的性愛。而且男人常為自己的能力過度擔心，女人則喜歡在性愛後給予溫柔愛撫的回饋。夫妻親密感中最大的殺手就是做愛後不理對方；而後戲（不論是否完滿）是性愛中最容易被忽略的，但它卻是影響女人滿不滿足的最大因素。我想小娟之所以到後來會把練習視為苦差事，最大的原因是阿聰沒有給小娟練習後的回饋與溫存。

第七週，我們再度見面時，小娟說阿聰經過上次的指導後，回去很認真練習，最重要的是他在我幫他練習完之後，會親吻我並幫我按摩，這樣練習的感覺和以往差很多，而且敏感度也降低很多。

進入治療室，一開始，阿聰可能太過緊張，一下子又有射精的感覺，我教他們放輕鬆，進行「心心相連的練習」（他射精的感覺你知道），接著改變練習的速度，將注意力進行轉移。就這樣，小娟在我的教導之下慢慢進入情況，可以明顯感覺到老公要射精，並且兩人可以合作在射精前控制下來。另外，我觀察到阿聰從不敢放肆表現自己的感覺，一直到可以將緊張的情緒化為享受的呻吟聲，這種種的改變讓他一下子恢復了好多信心。

離開治療室時，牆上的鐘正指著五點三十五分，這意味著他們的按摩與聲音互動已經持續四十分鐘了。早洩的情形在愉悅中化為烏有，看見小娟開心的眼神，我知道他們對早洩已經完全沒障礙了。

早洩是精神焦慮加上器官敏感，學習控制射精的技巧和學習其他的技巧一樣，過程都是艱辛而緩慢的，和親密伴侶一同下苦心練習，彼此配合、相互回饋、成長，就能獲得幸福的結果。

Chapter 3

性欲低下的治療

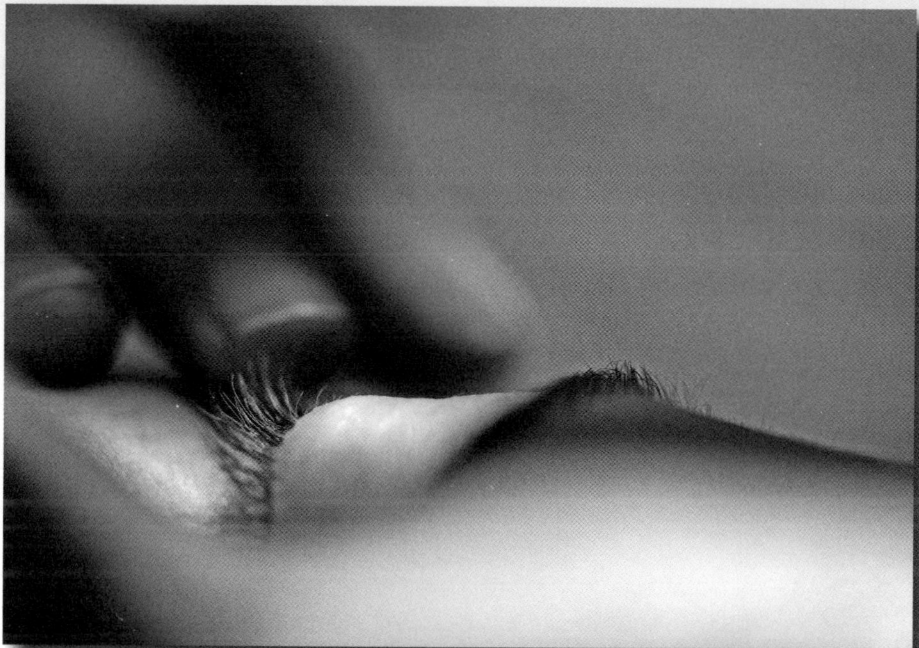

個案1

妳想偷一顆精子生孩子，還是想做愛？

「一想到做愛就覺得好累，打手槍反而比較有性趣。老婆不懂口交，更別說怎麼調情，有時勉強做還弄得我很不舒服。」偉堂滿腹委屈地說出性欲不佳的原因。

「什麼勉強做，明明就是你那裡很髒！」淑玲不想被誤會，馬上予以反擊。

偉堂和淑玲兩人差不多都三十五歲，是一對結婚三、四年的夫妻，最重要的是，他們至今居然沒有成功圓房過。一走進我的診間，看得出淑玲火冒三丈，偉堂則顯得坐立難安，可能是他覺得接受性治療很丟人，是被淑玲拖來的。諮商過程中，他也坦承自己有些性方面的障礙，主要是沒有性欲，不想做愛，但為了要生小孩，只好硬著頭皮試試。

「妳教我這些幹什麼？」淑玲顯得很不自在，因為我正運用如何從愛撫中得到樂趣，來試探他們對做愛這件事的想法和做法。

「老師，妳教的這些我知道，但今天之所以會變成這樣，完全都是他害的。結婚後，日子本來過得好好的，豈知他投資失利，賠了一百多萬，血本無歸，害我還得幫他還債。本想懷孕生個小孩，他也辦不到，不罵罵他，我心情怎會好過一點！」淑玲話語中聽得出她有很多委屈。

由此可見，他們倆平時相處的模式就沒辦法親密，做愛只是為了要生小孩，這樣的生活誰還會有性欲呢？

脫了鞋的偉堂，使治療室的空氣彌漫著一股腳臭，更夾雜著陰莖未清潔乾淨的腥臭，熏得我和淑玲作嘔，我看她一臉不好意思的樣子就知道偉堂平時在家的衛生習慣一定也不好，也難怪老婆不願意幫他口愛。

在治療室檢測時，我發現偉堂勃起時的硬度可達去皮香蕉（二度）與帶皮香蕉（三度）之間，雖有硬度上的問題，但不至於無法勃起，更不至於無法進行性行為；因此，我大膽預測這樣的狀況並非是單純生理問題，而是複雜的心因性性功能障礙。

偉堂在婚後曾因前列腺炎而治療一段時間，這或許與他個人衛生習慣不佳有關，不良的衛生習慣會使細菌容易經由尿道侵入前列腺導致感染，不少男性會誤把前列腺炎當成性功能障礙的前兆，以為治好前列腺炎，性功能障礙就會跟著迎刃而解，結果並非如此，兩者之間沒有絕對的因果關係。

「回去要認真洗澡，不然老婆不願意與你口愛也是很正常的，」我語帶

TIPS

前列腺炎非性功能障礙前兆，治好前列腺炎不等於重振雄風。

輕鬆地將衛生問題帶過，只見偉堂心虛地點點頭。我回頭對淑玲說：「如果他不認真就幫他洗，因為受益者也可能是妳喔！」暗示這樣的相互關心可以促進兩性關係，巧妙避開相互指責及傷害自尊。

「婚後為了要生小孩，老婆會特意挑在排卵日做愛，但一想到做愛這件事，我就沒性欲，現在更在做愛後連續兩個星期都沒性欲……這到底是怎麼一回事？還有，她做愛時都喜歡開玩笑，這讓我更沒有fu，我的陰莖就像洗三溫暖一樣，忽軟忽硬。」偉堂一臉疑惑地對我說。

「淑玲做愛時會不自覺地夾緊雙腿。」偉堂抱屈地說。

「可能因為她是處女吧！對於初次的性還是有些懼怕，這個原因我想一

TIPS

「性感覺集中訓練」就是將性的感覺融入做愛中。一旦發現做愛的目的不是為了享樂，自然對做愛就缺乏興趣；還有，做愛如果是用開玩笑的方式，我覺得有必要深入探討一下，為什麼老婆要這麼做。

般人是很容易理解的，至於故意在做愛時開玩笑，可能是一種轉移緊張情緒的反應。」我試著對這樣的狀態加以解釋。至於偉堂，我也能理解他在兩性關係裡飽受挫折，以至於在性生活也受影響，無性欲只是為了掩飾壓力而已。

大多數性欲低下者每個月做愛僅有一次或根本連一次都沒有，做愛只為了配合伴侶要求。若排除生理因素、服用藥物等影響，性欲低下的肇因通常與夫妻關係有很大關連，這些潛藏的不滿與情緒，如果沒有覺察、不加溝通，彼此就會慢慢疏遠，最後變成停止交流和肢體觸碰。

性欲低下是所有性治療中最困難的。治療這個問題最有效果的方式就是夫妻共同接受治療，也就是雙方都有意願，願意為彼此的婚姻與性欲做努力，透過治療師交代的家庭作業，將性欲及性本能或性愉悅引發出來，才能早日擺脫性欲低下的困擾。美好的性愛必須建立在和諧的溝通基礎上，而偉堂和淑玲的問題既然肇因於財務，那麼要解決的第一步就是客觀處理還債一事。

「妳可以就把還債當成對未來的投資、對老公的投資、對夫妻關係的投資，如果因為還債而把彼此的感情弄壞了，不如現在就離開；如果不是，那麼就好好經營這段感情吧！」我試著說服淑玲。

「做愛時別再開玩笑了，不要把緊張和焦慮帶給老公，試著讓自己沉浸在性愛的氛圍裡，用感性來帶動性感。」我同時提醒。

淑玲似乎將我的話聽進去了，接下來的教導，她開始學會用心，不論是在實際操作時要她按摩陰莖，或是觀賞不同性愛姿勢的影片及調情技巧，她都相當投入，看得出來淑玲真的希望他們的性生活能再度上軌道，她比別人更用心，也學得很快。

再次見到偉堂和淑玲時，他們有了實質的成果。值得高興的是，偉堂勃起的反應比以前快很多，而且他們已經成功做愛幾次了；但是又有一個問題出現，那就是他們做愛時，體位非得要九十度才能插入，而且進入也非得趁著勃起時的一、二分鐘內，趕緊抓著龜頭的前端硬塞進去；在陰道裡要不斷抽插、摩擦才能維持陰莖硬度，他們相當不解。淑玲還說在一開始插入時有很痛的感覺，但插入後卻沒有什麼特別的感覺。

性治療最大的功用不是在勃起或時間，而在解決性愛中所發生的各種問題。雖然他們已經成功圓房了，但在性愛的協調上仍有狀況。我先讓偉堂進入治療室，在治療室中始終無法「硬起來」，最後才吞吞吐吐地說自己前一天自慰射精了。

「為什麼不願意和老婆做愛，也沒和她溝通？」我試著更深入地探討這幾週的家庭作業情形。我們都知道在一般情況下，先生有性需求第一個反應通常會找老婆，除非本身性功能有狀況或老婆拒絕，更或者是夫妻情感不佳，才會寧願靠自己的十兄弟也不願和老婆做愛。

生活小事，性愛大事

「我們又在排卵期做愛了，兩、三天就做一次，直到排卵期過後，我就再也不想和她做愛了，更不想讓她知道我自慰，免得又被她數落一頓。」偉堂無奈地表示。

「我們婚姻中最重大的難題是他的陰莖無法成功插入，現在已經解決了，就算吵架或是其他問題，對我來說都是生活上的小事。」原來淑玲的努力是為了生小孩，對兩人之間的相處還是不以為意。

「妳根本只是想偷人家一顆精子，不是真正想享受性愛，試問，他怎麼會有性欲？」我直言不諱，雖然偉堂在生活上總是盡量滿足老婆的要求，連性事也是，但這種基於內心虧欠而非愛的感覺很難引發真正的性衝動。

課程結束了，雖然我已成功幫助偉堂和淑玲完成做愛的任務，也順利懷孕了，但他們未來仍有很大的進步空間，必須調整的不是性愛本身，而是彼此相處的氣氛和情緒，要常常分享彼此的感受與重溫愛情的溫度，別讓生活中的小事搞砸了性愛中最可貴的大事。

個案2

一看到床就怕，就是不想和老婆嘿咻

「結婚之後，心裡一直覺得做愛是件很累的事，沒什麼性欲，吃過威而鋼，也看過醫師，連包皮都割了，什麼效果都沒有。」俊清嚥了一下口水。

「那你現在的問題是？」我心裡大概有譜。

俊清低下頭，又緩緩地把頭抬起來，好像告解般回答我：「基本上我沒有性欲，最近更嚴重，一看到床就怕，根本不想上床，搞得自己精神狀況不好，就算沒睡著也要裝睡，就怕老婆要求做愛……」

「所以你的性需求很少，性生活頻率很低囉？」我再一次確認。

「可以這麼說，頂多一星期一次吧！」俊清微微點頭。

俊清結婚一年半了，雖然才三十出頭，已是一名事業有成的貿易商，在外人眼中，成家立業樣樣不缺，然而，最令他難以啟齒的竟是床上這件事一直做不好。

「還有呢？」我抬頭望了他一眼，通常性欲低下的人不會為了想做愛而主動求治。

「我和老婆戀愛二年多，家人介紹的，長輩說年紀到了就要結婚，『結婚』就是為了圓家人的夢，結婚之後就是要生小孩。我對婚姻沒什麼特殊的期待，只希望家人、老婆開心就好，自己倒不是那麼重要，唉，有時我感覺自己像顆棋子。」俊清回答的聲音愈來愈小，最後一句像是自言自語。

我心想現在什麼年代、什麼社會了，怎又來一對「不孝有三，無後為大」的苦情夫妻。

「談談你和太太互動的情形。」我單刀直入地提問。

「我老婆愛吃醋，疑心病很重，怕我養小三，每天檢查我的手機，所以我回家前都會先刪除手機裡不必要的訊息。還有，她在性事上反應很遲鈍……」俊清略顯尷尬地說。

「做愛時有什麼感覺？和結婚以前有什麼不一樣嗎？」我接著問。

「年輕時，我曾找妓女做過幾次，都是女人在上面，我不太在意自己的表現。但和老婆做愛時，卻常常擔心勃起後可以撐多久？如果沒有成功插入又該怎麼辦？新婚之夜嘗試了很多次都沒成功……」俊清停了一會兒吸一口氣，「有時晚上陰莖勃起狀況還不錯，但只要老婆一坐上去就軟了，試了幾次，最後都失敗了，次數一多也沒了信心，不想做了。現在的我覺得做愛不是為了快感，而是為了射精那一秒，重點是可以讓女人懷孕，其他的都不重要了。如果老婆還是無法懷孕，我會有罪惡感，覺得對不起家人，也對不起她，我生存的價值就是生育下一代和賺錢。」俊清終於把積壓已久的情緒和感受一吐為快。

如果俊清真的以生育為目的，那麼進行試管嬰兒是一個還不錯的選擇，但是他選擇來進行性治療，應該還有其他的原因，我希望引導他說出內心真正的答案。他的性愛完全不是為了自己，而是為了滿足家人的期待；因此，俊清的性欲不但不是自發的，反而是充滿焦慮和壓力，甚至害怕。

在治療室裡，我知道了俊清心中真正的壓力。他的身高一百八十公分，體重一百公斤，勃起時的長度較一般人短小，這時才明白他一直希望用女性上位的姿勢是因為陰莖太短，無法進行正常姿勢插入；硬度方面，在開始治療前檢測，最硬時有如去皮香蕉與帶皮香蕉之間，進行按摩訓練時容易有忽軟忽硬的狀況。生理檢查上沒有發現明顯的功能障礙，因此，我建議接下來的課程最好集中在協助訓練提升性感覺、性能力及實質對陰莖進行加強海綿體增生的部分。

經過兩個星期的練習，俊清勃起的硬度很快地改善，而且訓練時可持續

七、八分鐘不想射精，但談到老婆就軟掉。我大膽猜測如果真是生理性的問題應該無法短時間內就改善，而他的實際狀況卻是排除掉「人」的壓力就會明顯變好，表示是「心因性」居多，心理因素又間接影響生理狀況而導致惡性循環。我建議俊清下次可以帶老婆一起來。

治療第一步：對性有感覺，靠自慰挑起自發性情欲

第三次諮商時，俊清的老婆小瑩來了，她看起來並不排斥一起接受性治療，而且還向我爆料她挺享受陰蒂高潮和口愛的感覺，只是老公的技巧不怎麼樣。

「做愛時，我舔老婆半小時，她卻只舔我二分鐘，然後一直問我怎麼還沒硬起來。」俊清不高興地說。

「他回家就一直玩電腦，浪費時間，都不想和我做愛。」小瑩瞟了俊清一眼，立即向我抱怨。

「結婚以後，所有娛樂都沒有了，現在還要剝奪我唯一玩線上遊戲的樂趣，回家放鬆一下也不行嗎？」俊清說。

即使俊清勃起硬度如小黃瓜，夫妻還不能成功做愛，問題出在彼此的和諧度太差，俊清愈來愈怕回家了。

性治療的第一件事就是讓他們停止相互攻擊，找出誰是性欲低下的凶手並不能有效解決問題，而是先讓他們對性有感覺。在小瑩來的第一堂課教導他們如何練習和感覺相處，無目的的性愛會使兩個人的感覺放鬆，試著別想任何要讓對方有感覺的念頭，先讓自己的感覺與性幻想起飛，不要以做愛為目的；另外，我試著告訴小瑩如何才能在按摩老公陰莖時，讓自己也進入那個充滿愛欲的世界，而非一味地討好對方、讓對方有感覺而已。

「我覺得和老公一起看A片很噁心，那裡面的女人表情看起來都這麼痛苦，既然這麼不舒服，為什麼還要做？」小瑩不以為然地說。

我解釋那些女優們的表情也許是演出來的，也許是一種性的快樂，但絕非表面上看起來的那樣。人都會選擇自己能接受的東西接受，對於不喜歡的會盡量採取負面的態度以合理化自己的想法。小瑩也許是知道的，也許不知道，但我寧願相信她是真的不清楚。

過了一星期，他們又回到我的診間，在家練習過所有的教法，但提升性欲的效果並不好。

「新婚三、四個月時，我們怕懷孕就沒有想做愛這件事，後來一個月才勉強想試一次，婆婆以為我吃避孕藥，還叫我不要再吃了，其實我們最大的問題是他根本沒有性欲。我真的不知道他是不是有勃起方面的問題，反正他在我面前硬起來的機會並不多，看A片倒是還可以。總之，現在我什麼也不去想了，趕快讓我懷孕就好，要不然眼看過年又要到了。」小瑩似乎壓力很大，坐在沙發上，情緒瞬間崩潰，然後哭了起來。俊清則是一臉無奈地坐著，一語不發。

「我幾乎每天都在廁所垃圾桶發現老公自己解決的衛生紙，為什麼他就是不來找我？他每天都和電腦互動，我不知道他到底在想什麼？面對電腦的時間比面對我還多。我們的感情還不錯，就是性生活不協調，我們到底要怎麼辦？再這樣下去，我都快瘋了！他欠了我三年的青春，怎麼賠？」小瑩兩眼含淚地說。

性生活不協調的背後是關係出了問題，而關係的背後又是生活。小瑩一直認為他們的溝通沒有什麼問題，但我看來並不如她說的這般，只是她不願意承認，硬要將所有的罪過推向俊清身上，使俊清有更大的罪惡感罷了。

做愛不得其門而入，你知道陰道口在哪裡嗎？

既然俊清和小瑩在家無法真正進行插入式性愛，我只好邀請他們一同進入治療室，讓我看清楚他們的整個做愛過程。我無意觀看任何人的性愛過程，要不是真的有狀況，任何人都不願意將隱私讓別人知道吧！只是性愛這件事真的很難說清楚。

我隔著圍簾觀察，俊清雖然對小瑩進行口愛及手愛，但似乎不在乎老婆的反應，顯然不懂得什麼是按摩，至於陰蒂，他根本就不知道真正的位置在哪兒，如何使陰道溼滑及達到性高潮，這件事對他來說，簡直就是性愛的祕密花園。

接著，體重一百多公斤的俊清脫下褲子，才發現原本躺下就不長的陰莖更顯弱小，因為他肚子上的霹靂腰包（肥油）擋住勃起的陰莖，想要插入時卻找不到陰道入口，加上原本沒經驗的俊清根本無法用感覺去進行，因此很快就因為焦慮而軟掉了。從來沒有性經驗的小瑩也不懂如何移動身子迎合陰莖進入，更感覺不到自己的陰道口到底在哪裡？兩人就這樣一直不得其門而入。

為了讓俊清再次勃起，我建議小瑩用愛撫來刺激老公的陰莖。當俊清一躺下，小瑩的手立刻對陰莖進行胡亂拍打抓捏的戲碼，俊清看起來並不舒服，也難怪寧願自己來也不想讓小瑩幫他。

這場荒腔走板的性愛現形記，讓我看清楚俊清和小瑩性生活不協調的「臨床」問題出在哪裡，顯然小瑩也沒有認真練習陰莖按摩的技巧，光靠俊清一個人的努力，想提升性能力確實是不夠的。

我重複示範按摩陰莖的方法，要求小瑩閉上雙眼，用心感覺陰莖在手上的變化，暗示俊清若感覺舒服時就要發出呻吟聲以示鼓勵，讓小瑩從中領會到該怎麼做老公才會有感覺，甚至覺得很舒服，這也就是感覺集中訓練的真正意涵。

我幫忙發現問題，交代完回家作業後，練習是性治療中最重要的事，只有在練習中才能發現更多障礙，解決性生活上發生的任何困難問題是性治療師的責任。

小瑩依我所交代的家庭作業，在家練習女上男下坐式性交的基本要領，不過，她非常疑惑為什麼只要一靠近俊清，他的陰莖就慢慢軟掉。

性治療的第二個任務就是要幫助俊清和小瑩保持足夠的動力，遇到挫折與問題時，打破責任和內疚的循環，改以樂觀的態度繼續撐下去，讓性生活起死回生；最後才是在訓練中學習如何享受性愉悅，提升性愛品質，達到性愛滿足，如此，就能解決性欲低下的問題了。

經由溝通，小瑩了解俊清對做愛的焦慮，他沒有性欲不是不愛她，不是覺得她不夠性感，或是以自慰來懲罰她。小瑩在心理上開始願意共同解決性事觸礁的問題，協助俊清走出自慰的習慣，繼而對性，對她產生性欲。

當俊清感受到小瑩的愛撫是自願的，不是因為想取悅他，要他有勃起的反應，最後能插入射精而做，讓俊清重新對做愛這件事產生欲望。經過一個多月不斷進行溝通練習，他已經可以說出自己對性的想法與欲望，甚至與老婆分享自慰的快感，不再覺得自慰是罪惡的事，不必偷偷摸摸躲起來做，心裡的石頭終於可以慢慢放下。

諮商課程進入最後一堂，俊清和小瑩的感情和第一次來時完全不一樣，但還是未能成功插入。我建議他們再進行一次實戰，讓我了解性事無法完成的經過。調整好思緒及床的高度，特意騰出空間讓他們在治療室裡獨處，我發現原來不僅是肚子上的肥油造成困擾，甚至連床的高度都是影響他們進行的重要關鍵，解決現有的問題之後，我讓他們自行溝通找出雙方最滿意的性交方式。不久，我隔著圍簾聽到兩人親吻的聲音，然後聽到男女交合肉體的碰撞聲，我不動聲色地往簾內瞄了一眼，瞥見老婆躺著、老公站著抽動屁股，他們正在享受性愛。

久旱逢甘霖的 happy ending 讓俊清和小瑩等待許久，課程結束意味著階段性的任務達成，最重要的是他們對性有了新的體悟和期待，更從性中得到了自發性的快感和性欲。維持美滿的性生活必須建立在和諧親密關係的基礎上，唯有良性溝通和正向引導、尊重和體諒另一半在情緒和感受上的需求，才能攜手解決性欲低下的問題。

個案3

要柏拉圖式愛情？還是害怕面對性？

李先生與大學時代交往的女友遠距離談了三年戀愛，然後結婚了，婚後與老婆一樣從事研究工作，是別人眼中的金童玉女、登對夫妻。兩人婚前協議要一直以這樣柏拉圖式的相處過一輩子，因此，婚後兩個人都沒想過性到底是怎麼一回事？每天下班後，兩個人就牽牽手、聊聊天，甚至慶幸彼此能在這年頭找到志同道合的伴侶。

婚後第五年，李先生的父親患了一場重病，終於說出他希望能在生前有機會抱到孫子，李先生才驚覺自己的不孝，回家試著與老婆溝通，沒想到老婆雖沒拒絕但也沒立刻答應。想做愛這件事似乎難倒他了，在雙方無法協調之下，怎麼試都未能成功插入，看了醫師說他可能是因為包皮過長，但割了包皮之後，情況依舊。他挫折感很深，搞到最後連性欲都沒了，開始懷疑自己到底還行不行？是不是個男人？

大部分的人把「不想和老婆做愛」，視為性欲低下的表現；但在臨床上，性欲低下的人是連自慰都提不起勁。來求助的人要不是為了完成傳宗接代的任務，或伴侶認為這樣一直「守活寡」不是辦法，性欲低下的人通常是不會主動要求治療的，他們通常選擇逃避或隱諱不語。

一個入口，兩間房，兩張床，兩顆心

「第一次和老婆做愛時，連前戲也不知道該怎麼辦，來這裡之前，和老婆已經試了十幾次，每次都像被硬拱上戰場。」李先生嘆了一口氣。

「你們看過對方的裸體嗎？」我好奇地問。

「沒有。」李先生很快地回答，甚至一臉疑惑地看著我，「在我成長的過程中，可以說從來就沒有看過別人的裸體，也沒有和任何人有過肢體上的接觸，我認為每個人都是獨立的個體，都該有屬於自己的隱私空間，都不希望他人干涉，我也是這樣對待我老婆，這是一種尊重對方的方式。」李先生說話時一臉得意，他對自己可以用這樣的方式尊重別人很有自信，也包括這樣對他的妻子。「難道，其他夫妻都一塊洗澡？」李先生露出不可思議的表情。

原來李先生和老婆雖然同住在一個屋簷下，但各有各的房、各睡各的床、各上各的廁所，這些「各自」的事就是他所謂的尊重。平時與老婆工作都很忙，下班也很晚，家事全由爸媽打理，雖然會和老婆說說話，但性這件事是兩個人的禁忌，絕口不提。至於什麼是親密、什麼是愛，他一直無從理解。

第一堂課我們從「認識性器官」開始。李先生完全不了解女人性器官的確切位置，以為陰道就是尿道。以他這樣的高知識分子來說，對於不知道性的生理結構，真令人難以想像，對於人之大欲的「性」不聞不問，或表現出「沒性趣」的樣子，最終原因到底是什麼？是真是想過柏拉圖式的愛情生活，還是有什麼隱情不想讓人知道？還是連最基本的插入對他來說都是挑戰？

課程中李先生不斷提及罹患高血壓的事，他認為這是影響性欲和性能力的最大殺手，但經過檢查發現他罹患的高血壓是輕微的，還未對性能力造成影響。

TIPS

不是所有治療高血壓的藥物都會對性功能有所影響，文獻上的報告表示服用clonidine的男性病人大約二四%可能出現陽痿、逆行性射精、射精延遲及男性女乳現象；服用Reserpine的男性病人通常在數星期或數個月後會抱怨陽痿及無法射精等情形，但這些異常在停藥後會逐漸消失。β－阻斷劑如propranolol較atenolol更易引起性功能障礙。Methyldopa是引起性功能障礙發生率最高的高血壓用藥，有五〇%的病人在服藥後出現某種程度的性功能障礙。如果有此疑慮，建議可與醫師討論，或選擇合適的藥物，如此才能擁有健康的「性」福人生。

性欲是錯綜複雜的，非單一因素所造成的結果。性功能的四個因素包括性欲、興奮、高潮、滿足。性治療中所謂的原發性性功能障礙指的是個案從一開始就沒有性欲，次發性性功能障礙指的是只有在某些情況下出現狀況，而次發性的性欲低下是夫妻間最常碰到的性問題。

諮商中發現李先生性欲低下的最大問題，在於他的人格特質。他對新事物的接受能力比一般人低，事情只要不在他能預期或理解範圍內，就被視為不合理，也不願接受別人的意見。

李先生對性愛有很深的誤解，他認為所有性愛影片都是演戲，而教導人做愛的影片只要是不猥褻的，就是教育片。根深柢固地認為性教育的片子應該是科學的，不應該讓人產生情欲，如果有就是心術不正。至於性愛技巧只不過是一種調情的方法，可學可不學，不用學最好，以免有邪念，他的這些觀念一直出現在我們教導的課程中，對進行性教育產生相當大的阻力。當我們播放真正性器官交合的教導影片時，他不斷尋找話題或做其他事來轉移注意力，例如，看手機等。最後逼不得已地對我說：「這種影片很噁心，我有想嘔吐的感覺。」要不就是說：「我胃痛，需要休息一下。」這些就是他對性的焦慮症狀。

「和另一個人睡同一張床，我就睡不著；硬要我抱著另一個人睡，更是痛苦。而且，我認為性幻想就是一種變態！」李先生表情凝重地說。

有多少對夫妻婚後從未圓房，這個數字難以估計，發生這種事有多少人會願意說？根據統計，每四對夫妻就有一對在婚後第一次開始性行為時，就發生性交不順或性交疼痛的情形，更有一．五%的夫妻在婚後第一年就沒有性生活。根據多年的性治療經驗，大多是因為其中一方出現性功能障礙，不論是男性勃起障礙或早洩，或是女性的陰道痙攣，或因為雙方性不和諧等，這些無法順利完成性交的狀況，會使得原本受阻的性事雪上加霜，這些沒有行房的夫妻多半避免身體接觸，以逃避任何性愛活動。

過程中，我察覺李先生拒絕性或性欲低下的原因可能不單純。他勃起的狀況沒有不正常，而且經過自慰的按摩練習可以使陰莖勃起，但勃起的感覺卻無法延續，練習過程中，經常一下子就呈現疲軟；測驗使用人工陰道時也很快就想射精。李先生除了有心因性陽痿之外，還有早洩的問題，與我之前的預測不謀而合。

李先生曾因狀況改善而急於想和老婆試試看。沒想到，硬著頭皮上場時，卻發現自己不但在硬起來的時候很緊張，老婆也同樣緊張，最令他不解的是為什麼老婆的身體有往後退的情形。他問我：「這樣我老婆是不是也有問題？」

我希望李先生可以和李太太一同面對性問題，但可惜的是，李太太從未在課程中出現，是不是有「陰道痙攣」的情形就不得而知了。如果是第一次怕痛，造成這樣往後退的情形是可以理解的。

兩個人都害怕面對自己、面對性的情境，更害怕和另一半有親密的接觸，因此，直到第四堂課，李先生的勃起狀況依舊不佳，硬度如小黃瓜卻無法順利完成性交行為。

問題出在哪兒？為什麼李先生那麼難進入性的感覺？為什麼李太太的表現不會讓他想要求她一起尋求協助？為什麼李太太不主動要求一起治療？這些疑惑一直在我心裡打轉。

TIPS

大部分的人都渴望擁有親密關係，然而李太太在兩人一開始交往時，就同意柏拉圖式的無性婚姻，我主觀的認知上不排除她可能也有某方面的性交問題。如果兩個人都有性障礙，被硬逼上場，只會使做愛這件事更為難，性就不是件愉悅的事，反而像是交作業或是考試。

「請問當你看到女人穿迷你裙時，有什麼感覺？」我問。

「就像一般圖像，沒什麼特別的感覺。」李先生說話時語氣鎮靜，完全沒有任何情緒，也沒有任何想入非非的表情。

「為什麼你認為性幻想是罪惡的？」

「我目前還搞不清楚，可以讓我回去想想嗎？」李先生回答。

每次給他問題時，總說要回去好好想，但從未在下堂課時回答任何有關「回去想想」的問題，這個「想想」應該只是當下用來逃避的推託之語罷了。

「逃避解決不了你現在的問題。問你的感覺是什麼，你就說：『回去想想。』問你為什麼插入失敗？你總說：『可能是太累，可能是身體狀況不好，可能是沒有情境。』這些都是藉口，你到底要準備到什麼程度才算準備好？為什麼不在這裡把問題說出來，我們共同解決這個問題？」我忍不住挑明地說。

李先生愣住了，他答不出話來。這時，我把預先準備的酸梅，請李先生取出一顆，我問：「你有什麼感覺？」

「我現在拿在手上就很想趕快丟掉它，我心裡很排斥這種化學梅，因為這種梅子的製作過程很髒。」李先生說。

「如果你現在沒有辦法丟掉它，勉強自己拿在手上，而且還必須聞聞看，有什麼感覺？」我繼續抓緊著問題。

「我就是覺得它很髒，雖然拿在嘴邊，我有些口水分泌，但還是想趕快丟掉。」李先生不斷擺出嫌惡的表情。「如果硬要我吃梅子，我也要選擇吃新鮮的梅子，還有，我剛剛拿梅子之前沒有洗手，我的手不乾淨，現在這東西也變髒了。」李先生很不情願地說。

性欲是人類自發性的本能，如同我們看到梅子會流口水一樣，但李先生想要丟掉酸梅或換一個乾淨梅子的態度，一如他面對新事物或不想要的東西時，總會找很多藉口逃避，或換個方式給自己臺階下，他面對性愛的態度也是如此。

李先生性欲低下與缺乏同理心及成長背景有關。性本質上是兩個人之間的經驗，而非個人的。性欲低下是夫妻共同的課題，當夫妻能隨心所欲地享受自然的、深情的、感官的性時，做愛才會成為夫妻都有興趣的事。

最後一堂諮商課他莫名地缺席了，從此我未再收到他的任何訊息。我不知道他是否真能再繼續執行我交代的任何一項性欲提升的家庭作業，但我知道，肯面對問題、克服問題才能創造出最佳的性治療成果，畢竟解鈴還需繫鈴人呀！

個案4

妳是性奴，還是閹割老公性欲的刀子匠？

性功能障礙的陳述因人而異，有人說「我對做愛沒感覺」，或「我舉不起來」，這是最常聽見的，通常與心理因素有關。威而鋼和其他相似的藥物盛行的這個年代，就連最不需要藥物協助的年輕小伙子也會在去夜店時準備一顆，那是什麼心態？

身材高大的仲堯和荷莉手挽著手走進診療中心，特地帶了美味的起士蛋糕與我分享，這是少見窩心的諮商個案。迎面而來的男人如此英挺帥氣，女人則秀美優雅，我心裡不免感嘆這對外表登對、狀似恩愛的夫妻，其實正面臨性生活不協調的困境。這已經是治療後半個月了，仲堯的陰莖猶如趴趴熊，對行房仍感無力。

他們的家世和教養俱佳，四十二歲的仲堯是企業的中階主管，和三十五歲的鋼琴老師荷莉才結婚兩年，婚前天天做愛，婚後卻無法勃起，想要懷孕生子更是難上加難。我看得出性欲正常的荷莉想要享受美好性愛，沒想到老公竟然陽痿，連服用威而鋼也不見起色；即使如此，荷莉在外的言詞仍顧全老公的男性尊嚴和面子，可見他們夫妻感情還是不錯的。

「治療前我們嘗試要恢復，每二、三天就做愛一次，老婆會先調情，用嘴巴讓我勃起，但就在我反身插入陰道時卻突然沒有感覺了，陰莖就開始慢慢變軟，但老婆還不准我出來，然後就會滑出陰道。現在壓力更大了，說要生孩子，天知道我一到陰道口就飛快地軟掉，老婆就更生氣。我們的性生活就這樣，婚後一直處於低下、沒有高潮的狀態……」仲堯心虛畏縮地說。

「他老是要我口愛幫他勃起，也就是他完全不花任何力氣就會很舒服，當他舒服完，卻只幫我舔一、兩下就想要插入，他是真的愛我？還是把我當性奴？」荷莉淚眼汪汪地說出心裡的委屈，對她來說，口交不開心，而是一種低賤、失去自尊、被犧牲的意味，但為了提升老公的性欲，她勉強自己去迎合做這種事。荷莉自己並未察覺勉強為仲堯口愛，就是希望老公要硬起來作為回報，其實給了對方很大的壓力。

常常手淫，導致射精障礙？

「臨床檢測顯示你的生理狀況一切正常，在兩人性愛之外，平時自慰嗎？」我暫時轉移話題來緩和現場氣氛。

TIPS

有時男人其實不是急著想插入、不愛女人，而是希望在陰莖有感覺、還未軟化的情況下趕緊有一次，否則可能連一次都沒有了。

「我十七、八歲時開始手淫，一直到婚前，男人沒有發洩管道時就是靠雙手，沒有什麼不對的。」仲堯似乎在為手淫的事實做解釋。「結婚以後，老婆不准我手淫，說這樣玩太大是導致在她陰道裡不夠刺激而射不出來的主要原因。我知道她是為我好，所以就盡量滿足老婆的要求，減少手淫次數，甚至已經不再DIY了。」仲堯看看老婆，似乎在觀察她對他的話是否有不贊成的表情，「老婆也不喜歡看A片，她覺得A片很噁心，會教你做壞事，只有變態的人才會看A片。」

從這段婚姻關係裡，我發現仲堯一直以老婆的意見為意見。老婆要老公戒手淫，要老公在排卵日「交作業」等，都是造成缺乏性欲的主要原因。平時缺乏練習的做愛行為，怎麼可能臨時抱佛腳？最後荷莉說出：「弔詭的是，我好朋友來的時候，他的陰莖硬度卻好得不得了。」

下堂課我試著對兩人在性愛中較細緻的情節進行性問題解答，希望可以深層回顧影響他們性生活的正面和負面因素，探索各自的性態度、行為和情緒。我盡量引導他們把焦點放在愉悅的性愛，而非討好對方的關係上，更不是指責對方。我們一一檢視影響性欲的事情，進而揪出性欲殺手。

他們的性欲殺手其實是性迷思。

「我對性愛有很多不懂的地方，上網查好像誤差很大，想請老師幫我釐清。第一個問題是，口愛是不正常的嗎？因為荷莉說那是下流的，會有細菌。第二，是不是因為過去經常手淫，而且力道較重、摩擦太快所導致？難道是這樣，才會變成現在進入陰道反而沒有感覺，無法射精？」仲堯焦慮地看著我，希望可以藉由我來矯正他被荷莉影響的性觀念。

「以開放的心態看待口愛，口愛是兩人之間親密關係的一種行為，可以作為性交的前戲，甚至替代性交。還有，性器官本身就有正常的細菌保護，口水是不會造成感染的。第二，大腦是最大的性器官。當你進入陰道後覺得不夠刺激，是因為大腦無法對這樣的行為產生愉悅感，問題不是出自外在因素，而是內在感受。你心裡要這樣想、這樣做，但老婆說這樣是不對的，所以不准想、不准看、不准做，你就一直告訴自己這樣是變態的，但沒有這些『變態』的行為，你感覺不夠自由、不夠奔放、不夠刺激，沒有性欲、沒有快感，所以沒辦法射精。」我用眼角餘光瞧著靜默的荷莉，她若有所思。

個案接受性治療諮商，不可能只靠一、兩次談話或討論就讓性生活的挫折立即消除。聰明的荷莉聽完我的分析後，反躬自省，承認自己對於性生活的品質太過在意，對於想生孩子的要求過於急躁，因此答應試著不再拿排卵期來催促老公行房，但是兩星期過後，荷莉仍覺得老公的進步太慢，而仲堯

TIPS

男人性交時沒有快感，無法在陰道內達到高潮射精，問題不在手淫習慣導致，而是無法專注在性的感覺。性，不在兩腿之間，而在兩耳之間，大腦才是人類最重要的性器官。

勃起的狀況仍時好時壞。

「我幫他按摩才二、三分鐘，他居然就打鼾睡著了！而且他不愛對我調情，調情時一下子就軟掉，這是什麼狀況？到最後我隱忍不發脾氣，只好倒頭背對背睡覺。」荷莉自艾自憐地描述最後一次行房的狀況。

「我不願意調情或調情兩下就想插入，是因為老婆已經帶動我的性欲，讓我有勃起反應了，而且可以插入就證明我是正常的男人，可是問題來了，換我舔她之後，就會軟掉進不去了。」仲堯為自己辯護。

老公到底是和我做愛，還是和A片裡的女人做愛？

「我還有兩個問題請教老師，一是可不可以陰莖在陰道內慢慢軟掉就算了，不要每次做愛都要射精？二是不在排卵期做愛也會受孕嗎？」仲堯問。

「『性愛』與『生殖』是兩碼子事，可以藉由自然的方式進行性生活之後，再來談受孕的事。」我說。

我心裡十分同情仲堯，他的話題隨著荷莉一直在生育部分打轉。身為一個男人，那麼焦慮自己的陰莖不聽使喚，無法成功射精，面對生育的壓力與交代。或者說，他根本就無法進入性愛的情境裡，完全不想做愛。另一方面，荷莉可能從未曾想過或嘗試幫助老公在一次性交未射精的狀況下，進行第二次勃起，但如果荷莉真的這樣做，會不會對仲堯形成另一種壓力？畢竟男人需要更長的時間才能第二次勃起。

「雖然老師說看A片只是調情，但老公到底是和我做愛，還是和A片裡的女人做愛？男人看A片是因為面對老婆沒有性欲，還是幻想老婆是AV女優？」她看著仲堯說：「A片看多了，接收的性刺激更變態，難道我要配合演出他才能勃起嗎？做愛不能『藝術』一點嗎？這些A片的內容真的很噁心，我實在承受不了！」在荷莉清新的外表下，實在很難想像那些非自願的表演，對她來說該如何應付？

我可以理解荷莉和許多妻子一樣，對於老公為什麼要看A片才有情欲這件事感到不解，其實她們心裡真正害怕的是：「難道在我身上找不到情欲？我完全沒有吸引力嗎？」

「以前看到不少媒體報導現代夫婦性生活不協調的事，沒想到居然真的發生在我身上，我覺得很錯愕。是不是我太端正了，對A片的接受尺度太小，是不是我該檢討？老公喜歡我口愛幫他硬起來，可是我最近一個月都在做性奴呀！」矜持敏感的荷莉此刻再也壓抑不了情緒，忍不住大哭起來，仲堯一時之間不知所措。

TIPS

看A片挑動情欲只是階段性手段，就像幼兒剛開始學走路，父母總會牽引小孩子一步一步慢慢走，等老公對自己的勃起表現有信心後，才有自信與老婆做愛，否則直接面對老婆所產生的壓力若無法釋放，根本沒辦法提槍上陣。

「一個人的性觀念不是一朝一夕可以馬上轉變的，對性生活未必一直感到滿足，不必勉強自己馬上改變而有太大壓力，情況沒那麼嚴重，慢慢來吧！不要放棄希望。」我柔聲安慰荷莉，讓她心情沉靜下來。

「男人一、二個月都沒有射精的話，精液會不會在體內發臭？」仲堯和荷莉對此都感到焦慮。我說即使不靠自慰或做愛射精，男性也會在睡著時以夢遺的方式將精液排出。

仲堯和荷莉接受性治療課程一個月以來，我們不斷溝通清除性迷思及錯誤的性觀念，再透過不斷的性愛練習，找出個人的性問題一一突破。仲堯勃起表現漸有起色，荷莉也重燃希望，期待性生活終會雲開見日。

老公的性欲原來被老婆閹割了

「接受性治療課程後，進步最多的人其實是我自己，我對性愛的自我設限造成老公的問題，我要改變。」荷莉告訴我。我很高興個案有這樣的體悟，這是正向的回饋，我相信人的想法一旦開竅或轉彎了，結果自然有所不同。

果然，在下次諮商課時，仲堯和荷莉帶來了好消息。荷莉說仲堯勃起的速度變快、勃起時間也延長，而且以女上男下體位可以成功三次，但重點是仍沒有辦法射精。

依據我多年的臨床經驗，八五%以上的個案在六堂性治療課程結束以後，不但在性能力上有所改善，在性技巧與兩性溝通上也獲益良多，只有五%左右的個案需要繼續接受評估及驗收課程。我評估仲堯和荷莉這對夫妻找回性福的機率很高，所以同意他們繼續進行加堂的要求。

「仲堯目前最大的問題是他的思想被禁錮了，因為太愛妳。我有一個請求，這一週的作業可不可以讓他解放一週，讓他依照自己對性的興趣，愛想什麼就想什麼、愛做什麼就做什麼？我們一同來觀察他的表現是不是有改變？」先決條件是不能越軌、不能強迫他人，這是我和仲堯與荷莉之間的約定。經過了這段時間建立了彼此的信任感之後，我終於開口向荷莉揭開仲堯性欲低下的謎底，答案雖然有點傷人，但我認為荷莉心裡已有所感悟，也願意面對自己的問題做改變。

「射精困難如何解決？」仲堯表現出堅持練習的企圖心。

「關鍵就是『感覺集中，感覺放大』這八個字，陰莖在陰道裡軟掉，可以繼續抽送，不要放棄。」我建議。

不久，仲堯打電話告訴我，他們終於一起突破射精障礙最後一道關卡了。仲堯開心地分享說：「老婆雖然還無法與我全程共享A片，但她願意鬆綁彼此對性的感覺，更重要的是我可以分享對性的感覺。這麼多年來，我們真的沒讓對方認識真正的自己、接受真正的自己，現在透過課程，我們不論在生活上、夫妻相處上和做愛時，都比以前有信心及興趣了。」

不管現在的你是單獨或一起面對，性欲低下的事是有辦法解決的。性生活不該把生活搞砸了，更別讓它主宰你和伴侶的未來。我們改變不了過去，但至少可以透過審思找出性欲低下的關鍵因素，進而解開關係不親密的真實原因，再來處理性問題，從中得到教訓，繼而為我們的未來負責任。

希望每個人都能以健康的態度面對性或性問題，接納性是身為人不可缺少的一部分，享受性，讓生活和婚姻更美好。

Chapter 4

形形色色的性

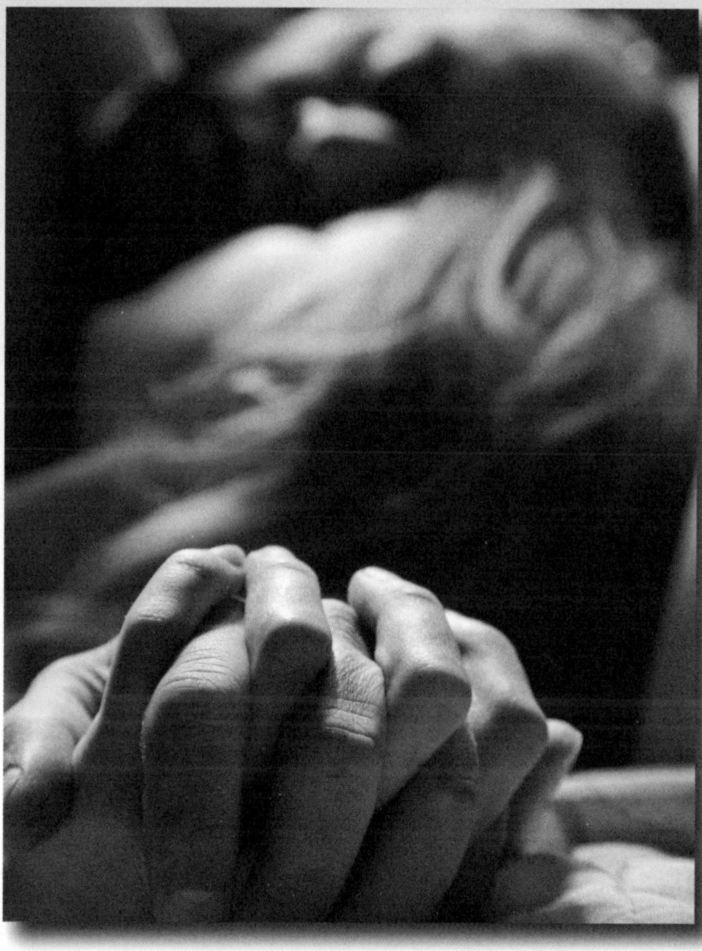

個案1

老師偷看A片竟「性成癮」

四十六歲的卓先生是擁有博士學歷的高級知識分子，從事教職，為人師表，受人敬重，私底下卻為看A片成癮所苦，因無法忍受自己一直沉溺於看A片的狀況下向我求助，希望藉由治療幫他戒除A片成癮的失控行為，從虛擬的感官世界中抽身。

卓先生的長相溫文儒雅，若非起身行動，一般人可能不易察覺他有行動不便的殘疾。這十多年來性欲旺盛，一直有「性成癮」的問題，每天除了工作以外，就是不斷在網路上尋找性刺激，一有感覺便手淫，有時一天射精四、五次；他無法克制自己這樣的癮頭，戒也戒不掉。

何謂「性成癮症」？

根據維基百科的解釋：強迫性性行為（Sexual Obsessions）是一種與性行為相關的強迫症，與性成癮（Sexual Addiction）、性癮、性高潮癮或做愛上癮症不同。根據性學大師、中國第一位性學家阮芳賦教授（我的性學啟蒙老師）的解釋，原始概念「毒品成癮」、「酒精成癮」，都是對於有特定化學結構的單純物質的依賴，而「性欲」、「性行為」與「性自認」本身不是一種單純物質（這並不否認它們會有體內的複合物質基礎），因此，從毒品成癮、酒精成癮衍生出「性成癮」就是違反基本邏輯（形式邏輯，即亞里斯多德邏輯）的規則。

性成癮患者會不自覺地渴望與其他人進行性行為。性成癮在強迫症患者當中非常普遍，約在兩成的患者身上出現。基於這種成癮症與性行為相關，一般患者往往會對他們的問題羞於啟齒，羞於向外界尋求協助，令病者的病情加劇，這個觀點與性學上對性成癮症的解釋相同。至於「強迫性性行為」只限於自身，性侵並不屬於強迫性性行為的範疇。

迷戀宇宙性高潮

直到五、六年前，他不經意地在網路上搜尋有關性的神奇魔力，一頭栽進神祕的「TANTRA」（臺灣譯為「譚崔」）修煉，一種源自古印度密教的男女雙修法，聲稱可藉由男女交合體驗個人靈魂與宇宙合一狀態，他開始迷戀並追求所謂宇宙性高潮的境界。

聰明的他居然透過自學也能練到勃起不射精或做愛不射精的狀態，甚至一次可持續兩、三小時，但這並未讓他在性交中得到滿足，甚至，他和老婆的關係還愈來愈緊張。他說：「我老婆只覺得做愛好累，沒有歡愉或幸福的感覺。」

有憂鬱及焦慮的傾向

卓先生對性的渴望超乎常人，令他寢食難安，影響正常作息；兩年前他開始尋求正規的西醫治療，醫師診斷說他有憂鬱及焦慮的傾向，但並不嚴重。他未遵守醫囑用藥，常常自行停藥，病況不好也不壞，經過幾個月後就轉至心理諮商中心接受心理治療，而這樣的療程也做了兩年。

接受心理諮商固然不錯，但問題來了，卓先生皺起眉頭說：「心理諮商師很年輕，都是大約二十五、六歲剛從學校畢業的女孩，看起來對性事一知半解。我不知道怎麼開口和她們談性，也無法說出我心裡的祕密。這個祕密就是我有『性成癮』的問題，而且多年來一直困擾著我，不知道可以向誰說。」

直到卓先生在網路搜尋到「性治療師」，思前想後，下定決心來進行諮商。面對我坐著時，我明顯感受到他的眼神不斷提醒：他正在掂量著我的本事。

卓先生告訴我：他自小因患有小兒麻痺而不良於行，內心的自卑感促使他在學業上奮發努力、不敢懈怠，藉以博得眾人的肯定與掌聲，在求學過程中，始終是個品學兼優的好學生；但取得博士學位後，人生似乎再也找不到可以讓他引以自豪的目標，於是他開始沉迷於網路世界，不停尋求性刺激，對A片口味愈來愈重，欲罷不能，終致演變為「性成癮」的毛病。

性渴望，從頭到尾都沒有愛

「聽了你的性愛自白，從頭到尾都沒有聽見愛，你所有行為都與性相關，都是為了性，那愛呢？」我問。

他頓了一下，彷彿大夢初醒地反躬自問：「對！那愛呢？」

「我從小因為自卑感很重，成年之後，只要有女人不排斥我，而她的家人也不排斥我，我就想和她結婚；但結婚後，我發現和老婆之間其實很多地方都不契合，我們沒有共同興趣、共同話題和共同的價值觀，我娶她只因為她不排斥我。」他長嘆一口氣說。

「因此，你開始沉迷於網路世界，沉迷於網路性愛，因為網路中的女人不會拒絕你，你也不會因此而受到傷害。你不斷找尋性刺激來填補愛的缺口，一天打四、五次手槍。這是性格上出現了問題，其實你根本沒有性成癮。」我說。

卓先生在與我對談的過程中，慢慢釐清多年來揮之不去的心理障礙「性成癮症」，並了解他自以為的「性成癮」原來是自卑感作祟。這麼多年來，他不敢與真實的人交往，是因為害怕被拒絕，躲在網路虛擬的世界裡，他可以隱藏自己是一個行動不便的人，他可以飛，也可以跳，其實根據我的觀察，他根本沒有性成癮的問題。

會談結束時，他主動伸出手來握著我，他說這麼多年想不通的竟然是一件不存在的事。拿掉了心頭「性成癮」的緊箍咒，卓先生心情豁然開朗，他不需要進行治療，假以時日，他必能自我調適，好好經營婚姻生活及社交生活，步上正常的人生軌道。

我們從這個個案中知道，患有強迫性性行為的人通常會花大量時間及精力去了解他們對性方面的積念。到最後，他們的結論可能是覺得自己在某方面出現障礙，所以才會有這種疾病，正因如此，他們往往羞於向醫師啟齒，使疾病難以獲得化解、治療。而另一方面，由於研究文獻裡亦甚少具體描述強迫性性行為的原發性症狀，不少治療師也不了解性成癮或性強迫症之間的關係，所以未能在第一時間進行正確診斷，尤其是一位患有強迫性性行為的患者。

個案2

跨性別情侶的愛與欲

小怡走進診療室，後面尾隨著一位身材瘦小的男性阿光。阿光一副弱不禁風的樣子，配上身形稍顯壯碩的小怡，觀感上和一般人心目中的男女形象倒錯，讓我留下深刻的第一印象。

小怡和阿光都是三十五歲，小怡是從事物流業的運送員，而阿光是國小教師。兩人交往三年，彼此在性格上互補，但是在性愛上卻鮮少交流，感覺最不開心的是小怡。

「老實說，我今天來的目的就是想弄清楚我男朋友到底怎麼了，對我完全沒有性欲，每次我想要做愛都必須在一個星期前先通知他，然後到那天之前還要整個星期讓他保持心情愉快，不然他就會說沒有心情了。」小怡有點哀怨地說。

「那你們平常相處的模式如何？」這對坐在一起的情侶，不論外形、氣質或說話的態勢都是女的比男的看起來有power，我的話一說完，小怡趕快搶先答話。

「平常都是我在照顧他，每天早上要負責叫他起床，弄好早餐，做完所有的家事，然後幫他安排要上課的教材，反正他每天、每個星期、每個月要完成的事，我都會先幫他做規劃……」

「那阿光做什麼？」我開始疑惑了。

「他每天都說很累，如果我不幫他搞定很多事，他一定弄到來不及，這樣又會遲到。」

「阿光，是這樣嗎？」

「是呀！」阿光好像沒有想要反駁的意思。

「你們的性生活從什麼時候開始變得興味索然？」我趕緊將話題切到性

欲缺乏的主題。

「我每天下課真的都很累，為了要備課，每天神經緊繃，有時可能還會弄到十二點，這樣下來我根本沒心情做愛。」阿光說。

你是找藉口吧！我心裡不斷懷疑這件事不單純，我的眼光看向小怡，希望她能補充一些什麼。

「老師，老實說，我們是一對『跨性別』的情侶。」小怡好像感知我察覺到什麼了，因此自行招認。「我們剛認識的時候，我是雙性戀，我男友是跨性別的，決定在一起是因為覺得我們在個性上很合得來，而且對外也可以用原本的性別作掩護，免得別人在背後指指點點或八卦議論，只有在家的時候才會做回自己。至於做愛方面，我們一年大概只會做一、兩次，通常在寒暑假不用上課的時候，就像我說的，做愛對他來說一直都是壓力。」小怡說。

做愛前要除毛、變裝……

「那他做愛時的表現呢？」

「他做愛的時候很難進入狀況，一定要等到他整理好自己，例如，去腳毛、全身除毛乾淨了，換上女性的衣服、性感的內衣褲才肯『就範』，有時搞得我不耐煩了，會催他，也會罵他，這樣更慘，他連勃起都會出現狀況。」小怡開始對整件事情產生反感。

「阿光，你的想法呢？」我示意阿光可以多說一些。

「我基本上就是被動的，對做愛沒什麼興趣，不知為什麼就想逃避，我真的還滿喜歡和她在一起，但就是不喜歡做愛，她愈逼我，我就愈不想做。」阿光略顯不自在的神情。

「你們之間還存在愛情嗎？還是只為了想隱藏自己真正的性向，好對外界交代，不用背負社會輿論的壓力？」我暗示阿光可以仔細想想我的問題，但阿光仍不發一語。

這對伴侶表面上來求診是想解決性欲低下的問題，但是問診聽完兩人的陳述，我認為女方比較無法定位她在這段關係中的角色。老實說，她的角色像扮演阿光的媽媽，解決方法要先釐清她在這段關係中如何自我定位，反而不是處理性欲低下的問題。

何謂「跨性別」？

目前較廣為接受的跨性別者定義是指那些認為自己的性別與他們出生時性器官決定的性別不一致的人，或者說是對自己出生時被指定的性別感到無法認同的人。

跨性別者不認為進行醫學性別重整治療（Medical gender reassignment therapy）是重要或必要的措施，甚至對這種手術不感興趣，因此，有些跨性別者不主張透過手術來改變生殖性別；而希望透過手術改變其生殖性別者，就是我們所說的「變性人」。

對於跨性別者，通常會使用「transman」這個字來指稱女性跨越成為男性者（Female-to-male，縮寫成FtM）；而「transwoman」這個字則是用來指稱從男性跨越成為女性者（Male-to-female，縮寫成MtF）。一般認為transwoman的人數比transman多上許多，但其實比例接近一：一。

跨性別者包括許多次分類，比如變性者（Transsexual）、變裝癖者（Cross-dresser）、異性扮裝癖者（Transvestite）、扮裝國王（Drag king）與扮裝皇后（Drag queen）等，但不涉及性別認同的「異性扮裝迷」（Transvestic fetishist）則不在此列，因為他們通常是異性戀者，在大部分的情況下，他們的表現無關性別議題（gender issue），例如，cosplay、角色扮演、反串演出、化妝舞會等。也就是說，跨性別者是認為自己心理性別和生殖性別不一樣，導致他／她出現變裝癖行為；而異性扮裝迷的變裝行為則不是基於對自己生殖性別的不認同，而是單純迷戀該類服飾之功能與設計，以達滿足自身欲望幻想之目的。

個案3

親愛的，我有戀手套癖

秀菁和明祥是結婚剛滿一年的年輕夫妻，男的帥、女的美，實在很難想像他們之間會發生什麼性困擾。

「請幫忙看一下我先生的陰莖是不是有什麼異常，他的陰莖好像包住了，從我認識他以來，就褪不下來。」秀菁來到我的診間，第一件事就是希望我幫這個忙。

「這個問題應該去找泌尿科醫師呀！」我忍不住好奇起來。

「他就是不願意去，好不容易說服他到這兒來，我就想順便看一下。」

「您的意思是還有其他的問題囉？」我問。

「對，除此之外，我們還有一個難以啟齒的問題……」秀菁不安地瞄了我的助理一眼。

「請說。」我並沒有要我的助理迴避。

「我先生有一個很大的問題，他不能像一般人一樣過正常的性生活……」

「那他是如何？這裡是不討論人的道德與價值觀的，如果有什麼問題請盡量說，我們都可以理解。」

「我老公他有……戀手套癖。」秀菁不好意思地吐露實情。

「可以說得更仔細一些嗎？」我非常好奇，但不意外。

「我認識他之後，發現他對手套特別有感覺，尤其是白手套。第一次是在我們一起去臺東度假的冬天，當時很冷，我一路上都戴著手套、毛帽，我先生，喔，那時還是男友，一路上都很興奮，我們玩得很開心。到了晚上，我們住進飯店，我要脫下手套，他要我先別脫，想直接和我親熱，結果他異常地開心，從此以後只要他想要興奮，我們就會戴著手套『做愛』。」

「那現在你們的問題到底是什麼？我還是聽不明白。」我繼續問。

「我的家庭很保守，絕不允許發生婚前性行為，婚後我發現他的陰莖無法外露，這點讓我不知如何是好……」

「難道妳婚前並不知道？」我順著秀菁的視線瞄了先生一下，但明祥從頭到尾都沒有聲音。

「婚前我們所謂的做愛，就是我的手隔著他的褲子撫摸陰莖，他趴著，然後亢奮地磨蹭我的手直到射精。」秀菁一臉尷尬，但是明祥更尷尬。

「然後呢？」

「婚後我要求他一定要脫掉褲子給我看，這時才真正發現『他』的廬山真面目……」

「所以，妳的問題有幾個，一是無法褪下包皮，二是無法正常的性生活，三是生育問題，對不對？」我快速瞄了一眼他們的基本資料，三十五歲，兩個人同齡。

「對。」秀菁點點頭。

陰莖龜縮是割包皮引起閹割焦慮惹的禍

「我先看看老公的陰莖。」我要明祥脫下褲子讓我診視。

「是包皮過長沒錯，你曾經將包皮完全褪下嗎？」我問明祥。

「有，但次數很少，大概只有兩次吧！」

「兩次？那是在什麼情況下？」

「有一次它不小心勃起，我繼續把弄，結果它完全跑出來，我真的嚇了一跳，趕快住手讓它縮小。另一次是晨勃的時候發生的。」

「所以你幾乎沒有讓它在有意識狀況下外露過，甚至因此享受？」

「我不敢，會痛！」聽起來明祥好像有什麼童年的陰影影響著現在的性生活。

「怎麼說？」我繼續問。

「大概國小三年級吧！我媽媽帶我去割包皮，我一直抗拒，結果在醫院門口哭鬧不休，被拖進醫師診間依然不肯合作，醫師耐著性子好說歹說，我就是抵死不從，媽媽拗不過我，只好帶我回家，從此我就不敢再動它了。」

原來，明祥對陰莖的恐懼來自小時候的「閹割」焦慮，因為怕手術而刻意將它隱藏起來。

「那你的戀手套的癖好又是怎麼來的？」

「我記得小五的時候，學校舉辦一場大會活動，安排了很多隊伍表演，最讓我印象深刻的是大家都要戴手套表演排字，那時我看得津津有味，當晚回家後，不知做了什麼夢，夢中看見手套就射精了，之後，我就開始喜歡手套，尤其是白色的。」明祥說。

原來明祥將「手套」與「射精」經驗做了很深的連結。從「認知心理學」的角度看來，明祥的知識、觀念、思想、心像、記憶及創造力，都受到一些不當連結的影響，成了性心理障礙。想要轉變這個不當連結的影響，就必須導入或置換另一種不同的連結方式。

首先，我希望明祥能夠站在老婆的立場，設身處地體諒她的苦悶。陷在一段被隱瞞的婚姻與性愛關係中，對女人來說是委屈的。

第一堂課，我先對明祥做一些心理建設，讓他看清楚包皮過長的問題。

「可以慢慢褪下（包皮）嗎？」在治療室時，我建議明祥先自己試試看。

「不行，會很痛。」明祥抗議，就像退化回到小孩子的樣貌。

「沒關係，如果不行，我們不勉強，但要試著做看看。」我一邊鼓勵，一邊試圖幫忙他面對自己的陰莖，明祥在過程中一直哀哀叫，甚至說一摸到龜頭部位就出現電流般刺激的反應。

「你看，是可以褪下來的。」半小時後，明祥的陰莖終於順利露臉，這是他第一次見到自己的陰莖完整地顯現在面前，可是他並不開心，反而非常緊張，害怕會包不回去，或是發生什麼不能控制的事。

「可是太刺激了，這樣可以了吧？可以包回去了嗎？」明祥一直哀求我。

「來，我們再來一次。」就這樣反覆練習了十來次，明祥終於漸漸適應這種狀況而開始真正面對自己的陰莖。在治療室中，我不但進行行為療法的陰莖減敏感訓練，也加強心理輔導，這些都是他的回家作業。

明祥的訓練過程一如我的預期，從簡單的褪下包皮、減敏感到性愉悅訓練等，就是要他面對「性」的過程，當然訓練過程中，老婆是最大的精神支柱。

「現在情形如何？」第五堂課時我問明祥。

「嗯，其實並不難，但是我卻為此苦了這麼多年。」明祥終於鬆了一口氣。

「還有沒有其他的進展呢？」我問。

「最大的收穫是，我總算可以享受被觸摸的愉悅感了。原來被包在裡面的龜頭露出來時也可以是舒服的，這是我一輩子怎麼也想不到的事。」明祥開朗地笑了。

「那老婆呢？」

「對我們夫妻來說，這個進步是開啟婚姻美滿的鑰匙，我還在努力面對插入做愛的恐懼呢！」秀菁笑著說。原來她仍是處子之身，但我相信接下來插入式性愛練習，已經不會構成難題。

特殊性趣真的有害嗎？

臨床上，有些人類似明祥的情況，會對大多數人不會引起性欲的事物或情況產生性衝動，這種現象稱為「性欲倒錯」（paraphilia），或稱為性反常（sexual perversion）、性心理異常（psychosexual disorder）、性變態（sexual deviation）、特殊性癖好等一系列心理衛生名詞，這些詞通常會讓人產生負面想法，尤其這種性渴望可能會妨礙當事人進行「正常」性行為。雖然現代行為心理學傾向相信這些曾經被定義為「性欲倒錯」的性愛行為（如自慰、戀足、戀手套、同性戀等）是無害的，但一般大眾依然很難理解為什麼有人會有這種異於常人的「性趣」。

就性治療的觀點來看，如果有這樣異於常人的「性趣」又不致影響婚姻或伴侶關係，其實無需特別關注或就醫；如果已經危及雙方的感情和關係，那麼為了伴侶，應積極尋求正當管道協助，才能真正解決彼此的性問題。

個案4

腳，是女人另一個性器官？

已經好多年了，曉晶對於老公的問題一時之間真不知該怎麼說。

「沒關係，妳慢慢說，我不會對這樣的性癖好有任何評論。」我安慰著她，深怕她自覺會招來別人異樣的眼光，而對事情有所保留。

「我和我先生都是博士，都在學校做研究，婚前決定以守貞的方式來等待對方，婚後才正式行房。結婚前我不疑有他，甚至覺得這樣很好，因此我們解決性欲的方式就是我用腳替他愛撫陰莖。起初我還覺得滿新鮮的，用腳就可以讓他勃起甚至射精，對我來說是一種保護；但是這樣的狀況一直持續到婚後，我問他既然都結婚了，為什麼不來真的，他支吾其詞地閃避我的問題，有一次我甚至脫光衣服他就是不硬，我才發現問題大了，可是已經來不及了。」曉晶哀怨地看著我說。

「戀足是一種嗜好，就像戀乳房、陰部一樣，理論上不會有什麼問題才是！」我說。

「可是他只愛腳丫子，其他調情方式就怎麼也硬不起來。妳知道嗎？我們的性生活就是我不停地用腳踩著他的陰莖，這樣他才會硬、會想射精，一旦換成是我的妹妹（陰部）時，他就硬不起來，這樣我怎麼辦？我真的好想要一個正常的老公，過正常的性生活，我已經快崩潰，幾乎鬧到要離婚的地步了！」曉晶開始哭了。

戀足癖是戀物癖的表現之一，以男性居多，就是對女生的腳丫子會產生性幻想，看到女生腳丫子就好像看到女生胸部、下體一樣興奮；對有戀足癖的人來說，腳踝和腳趾的魅力，甚至比性器官還要誘人。

大部分戀足癖患者都與環境影響和性經歷有關。當青少年經歷初次性興奮時，剛好看見或觸及女性的足部，兩者連結起來，成為日後喚起他們性欲或性刺激的方式。

戀足癖的成因很多，至今仍無定論，比較合理的推斷來自社會禮教規範、法律對性交的壓抑與禁忌，轉而產生對「隱密處肌膚」的性欲。雙腳長年被鞋襪包覆，和陰部一樣，給人無限遐思和神祕感，因此在對象「裸露」腳部時得到紓解，可說是生理與社會因素混合而形成的特殊欲望。

戀足癖就是變態嗎？

諮詢結束時，我希望曉晶能理解非侵犯性的戀足癖只是諸多性趣的一種，並非病態或變態之事，只要戀足者不對別人造成傷害或心理困擾，其行為便可接受，並不需要什麼「治療」或「矯正」；但性愛是兩個人的事，老公不應勉強老婆附和自己的性癖好，甚至強制對方做不愛做的事。

曉晶目前最重要的問題是如何使兩個人的性協調，協調需要老公的共同參與。如果曉晶和老公仍然愛著對方，曉晶的老公可以用其他方式來增添兩人的性愉悅，甚至可用其他方式讓曉晶也能懷孕生子；若兩個人對性愉悅的感受無法取得共識，再多說什麼都無法挽回昔日對愛的感覺。

根據研究顯示，戀足者以白領居多，臨床上亦以知識型專業人士多於基層勞動者；此外，軍人、工程師等社交圈較為封閉的人也常會發現。探究其原因，可能是用腦的人對性欲想像力較多元所致，或者因為正當管道難以滿足性需求，而選擇把性認同轉移至足部。目前所能做的性治療除了心理諮商外，就是利用其他方式轉移或連接其注意力，增加兩個人之間的溝通與交往，這些都可以減低對足部的偏好。

戀足者是如何產生的？

戀足的人多在進入青春期就對足部有性興奮的反應，進入青春期後，幾乎終其一生都會存在。如果在青壯年時期能擁有固定性伴侶，戀足的喜好或會逐漸減退或轉移。

但是一旦進入實戰期，也就是性啟蒙時，開始搜索與腳有關的照片、影片、雜誌、剪報甚至足印，（藉故）偷嗅、偷窺、偷吻或偷摸別人的腳以進行自慰，通常這樣的狀況會一直維持下去，除非戀足者自願接受「心理治療」，但大多數戀足者不會自願接受治療，除非已經影響到兩性關係或夫妻關係。實際上，愈來愈多心理學者認為非侵犯性的戀足傾向並不需要「治療」。

對足部有偏愛者（多為男性），對足部的親密接觸在其交往過程中必不可少。在普通的狀態下，只有相對少數的對象願意讓人接近及觸碰自己的雙腳；但一般而言，若戀足者交往的對象願意信任或認同以這種方式來進行挑逗，交往關係才會進入穩定階段，分手的機率相較於一般情侶低。但現實環境中，以足部的親密互動建立關係，並不被社會主流觀念所認同，因此多數戀足者目前仍然經由非常態的管道抒發對足部的偏好。

Chapter 5

基本自療法

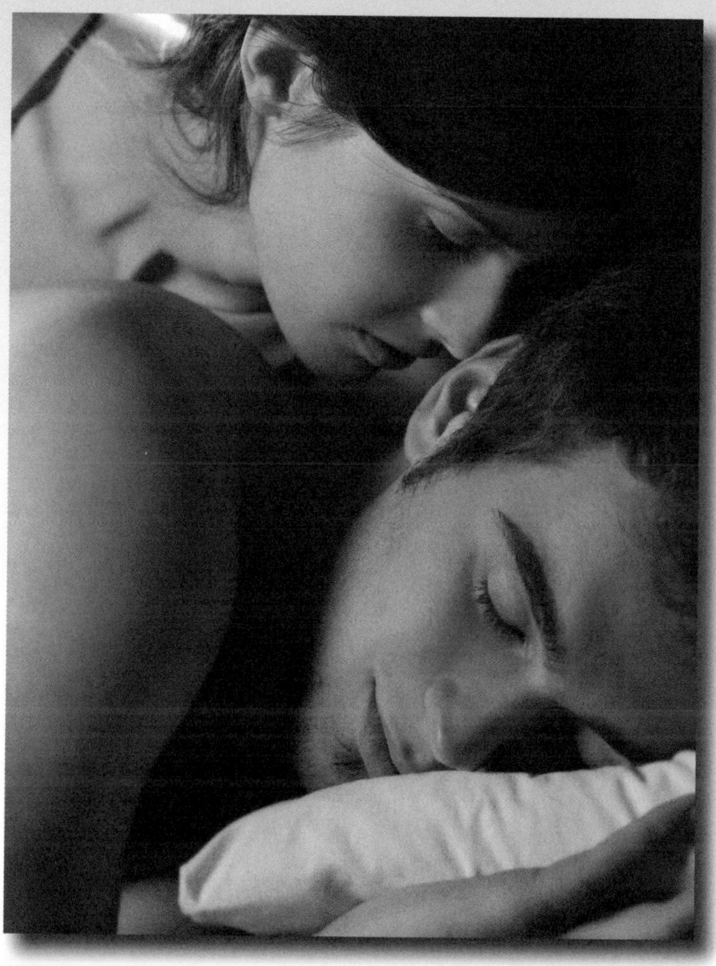

自療法1

早洩訓練方法

現代醫學認為早洩與精神因素、肌肉緊張等最有相關，導致早洩的原因可分為「心理」和「生理」兩大部分，治療方式也有四種主要的方法：心理療法、行為療法、藥物治療與手術治療。從治療的角度來說，臨床治療早洩的方法目前成功機率並不高，但所幸「行為療法」及「心理疏導」是目前有效、也最能從根本上解決的治療方法。

早洩定義多種多樣，醫學上一般是指性交時間很短，或根本不能完成性交即行射精。有的在陰莖尚未與女性接觸之前，或剛接觸女性的外陰或陰道口，或進入陰道後不到一分鐘內便射精。性學上對早洩有重新的定義，一般指是否能進行「控制」，無論在多長或多短的時間內射精，只要是不預期的射精均稱之為早洩。

一、心理治療

藉由性教育加強性心理的認知，繼而「重建射精條件反射」的必要性及可能性，來消除個案焦慮心理而建立信心。

二、行為療法

行為療法對於治療早洩是目前最有效的根本方法。行為療法分為兩種，一種需要伴侶的配合和協助，這種方法的治療效果比一個人的更為有效，但因伴侶有時配合度低，而使臨床上實施難度較高；另一種是透過「自我訓練」來達到「減敏感」的方法，這種方法適用於目前尚無伴侶或擔心伴侶無法配合的人使用。其具體方法有動停法（start-stop）及擠壓法兩種。

三、藥物療法

藥物治療，目前選擇性5-羥色胺再攝取抑制劑（Selective serotonin reuptake inhibitors, SSRIs）、三環類抗抑鬱劑（Tricyclic Antidepressants, TCAs）和局部麻醉藥物（Topical anesthetic）都可用來治療原發或繼發性早洩，而且有不同療效。

四、手術療法

背神經阻斷術是一種微創手術，針對海綿體肌外側的背神經，在男性器官皮膚切口上切開一個二到三毫米長、〇．五毫米深的微小切口，選擇阻斷背神經的分支，繼而減低龜頭皮膚的敏感度。

自療法2

男性陰莖能量按摩法

目的：陰莖按摩可使陰莖的血液迴圈暢通，可以提高性交的品質和陰莖健康。

注意事項：

一、陰莖表面充分潤滑，可先塗抹潤滑劑、按摩油或嬰兒油。

二、練習過程不能射精，按摩完畢才可以射精。

教程：以下十五個動作每個動作做二十至三十次。

一、左手握陰莖根部，右手拇指輕揉陰囊前部。（仰姿）

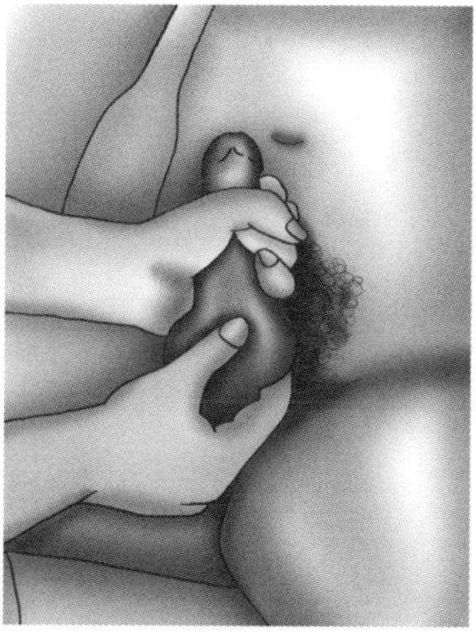

二、深層活化法：使陰莖緊貼腹部，左手食指和中指張開輕壓在陰莖上，右手同樣動作輕壓在左手和陰莖上，向前輕推。（仰姿）

三、旋轉法：右手握陰莖根部，左手成螺旋狀由下向上運動。（仰姿）

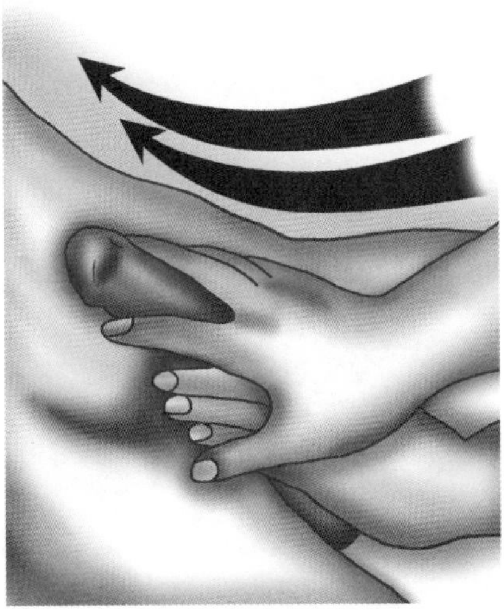

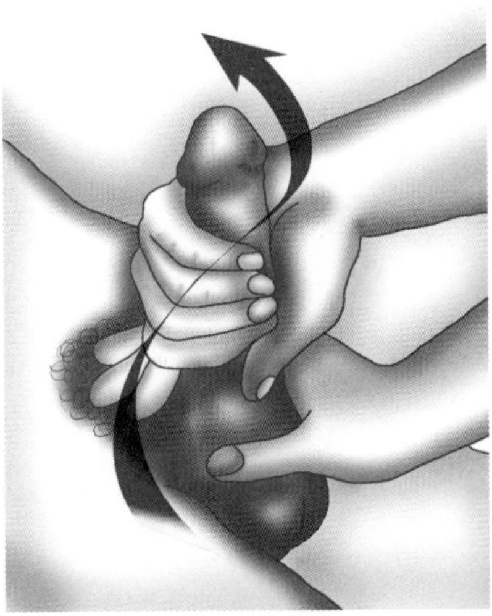

四、鑽木取火：兩手平伸，兩掌交錯輕搓陰莖根部。（仰姿）

五、彈跳法：使陰莖緊貼腹部，右手食指輕壓龜頭冠狀溝處。（仰姿）

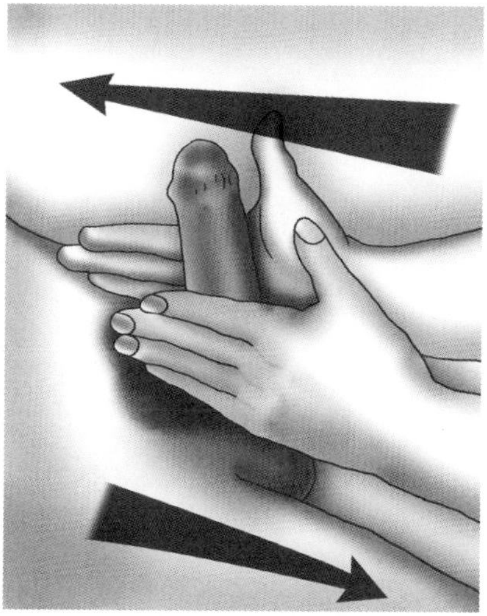

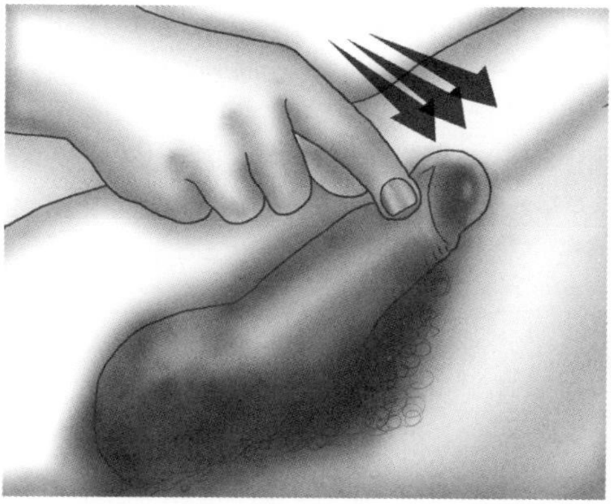

六、龜頭減敏感法：右手三指固定陰莖，食指輕壓龜頭冠狀溝，拇指輕壓龜頭冠前邊緣，並輕輕搓動。（仰姿）

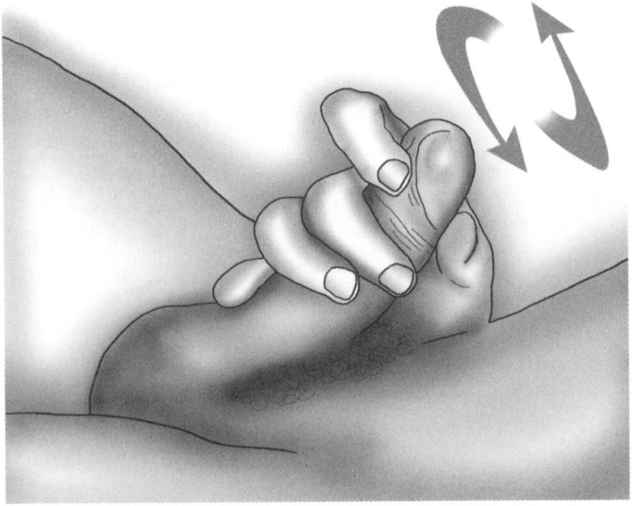

七、攝護腺按摩法：左手握陰莖根部向上輕提，右手中指輕輕插入肛門，動作要輕慢，要充分潤滑。（仰姿）

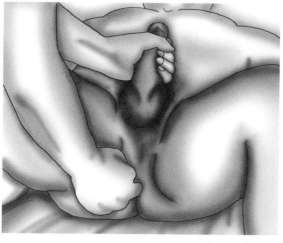

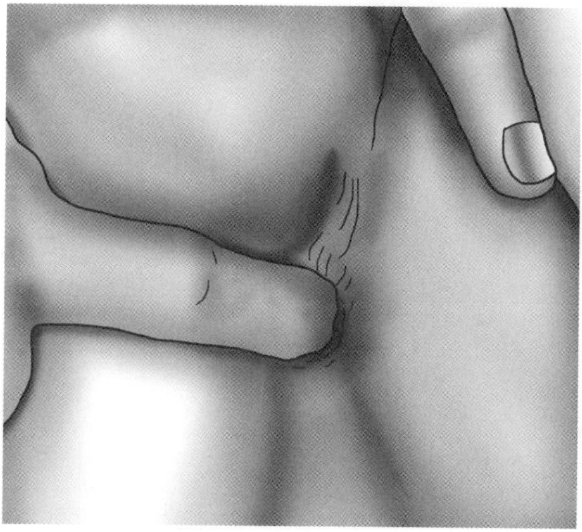

八、兩手食指輕壓龜頭冠邊緣下部，並輕輕搓動。（仰姿）

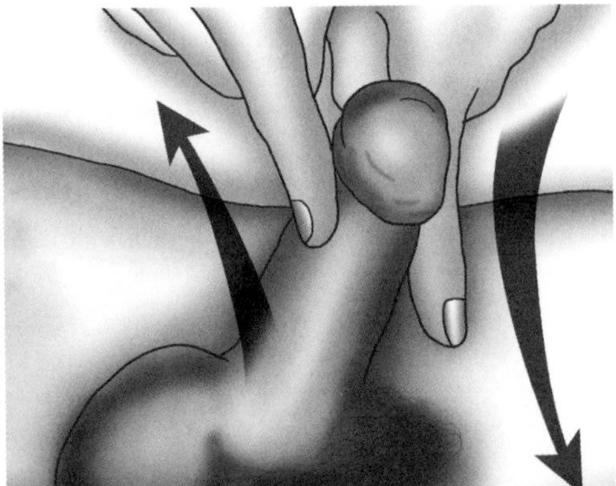

九、左手握陰莖根部向上輕提，右手四指輕揉陰囊根部。（仰姿）

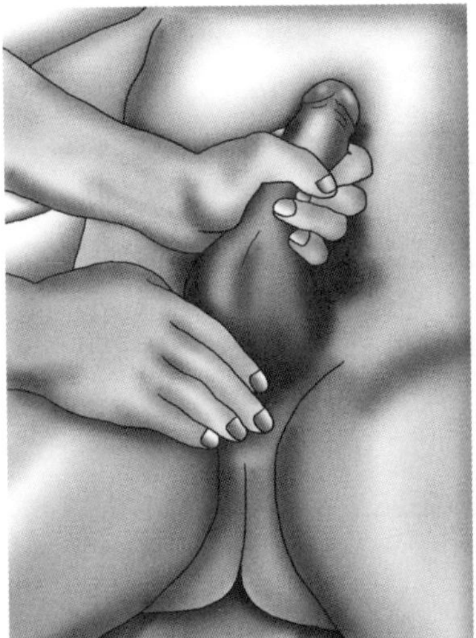

十、左手握陰莖根部向上輕提，用右手掌根部輕揉大腿根部，兩側各二十次。（仰姿）

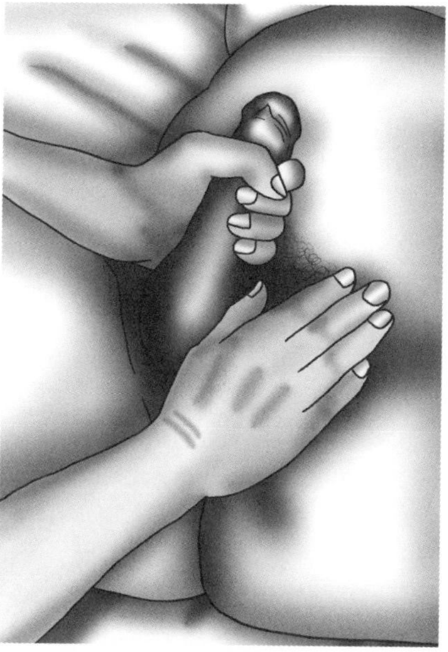

十一、左手握陰莖根部向上輕提，右手四指曲狀，用右手四指中節輕壓陰囊根部和肛門之間的部位。（仰姿）

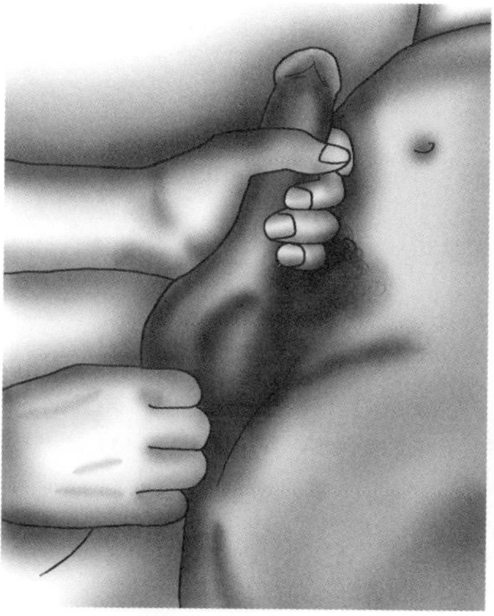

十二、右手拇指和食指、中指輕捏龜頭冠根部，向前輕拉。（坐姿）

十三、左手輕握陰囊根部，右手輕揉陰囊。（仰姿）

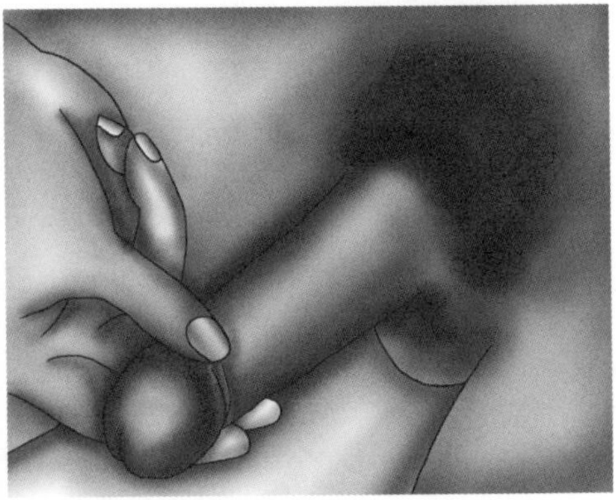

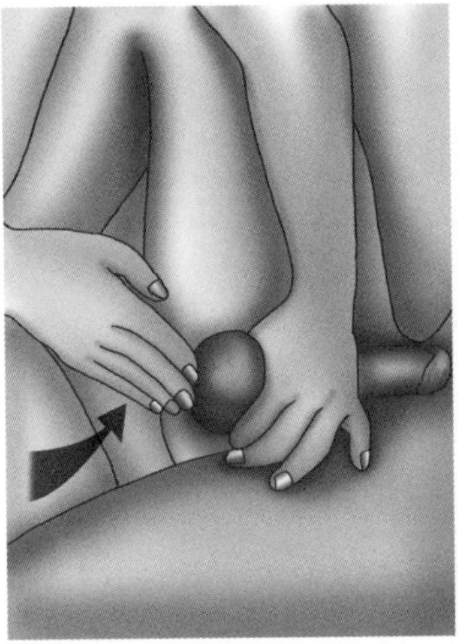

十四、左手握陰莖根部，右手拇指和食指成環狀輕握陰囊根部向下輕拉。（跪姿）

十五、右手輕握陰莖根部，往下輕捏。（仰姿）

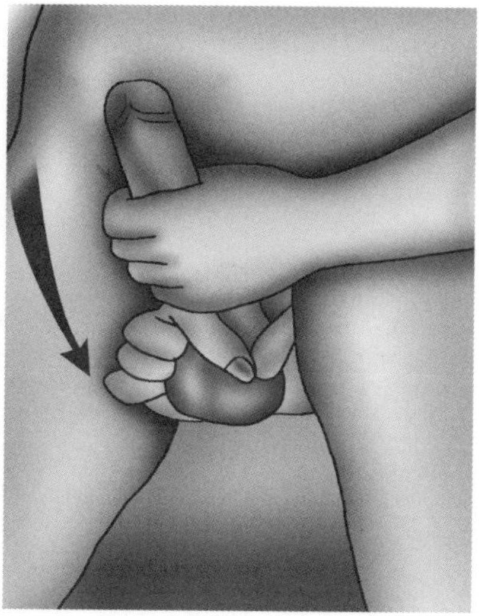

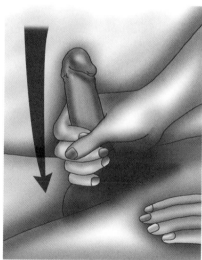

自療法3

性感覺集中訓練

目的：慢慢打開身體感官，使用直覺，專注觀照自己的感受與想法，重新發現自己「原來的模樣」與情緒。以此為起點，進而在親密關係中察覺並回應彼此身心靈的需求，提升性愛品質。

教程：

一、身體感官練習

裸身站在鏡子前面，觀察並感受自己的身體，然後回答下列問題：

1. 對自己身體的態度如何？是否會影響到日常的行為？

2. 會不自主地將身體的哪些部位隱藏起

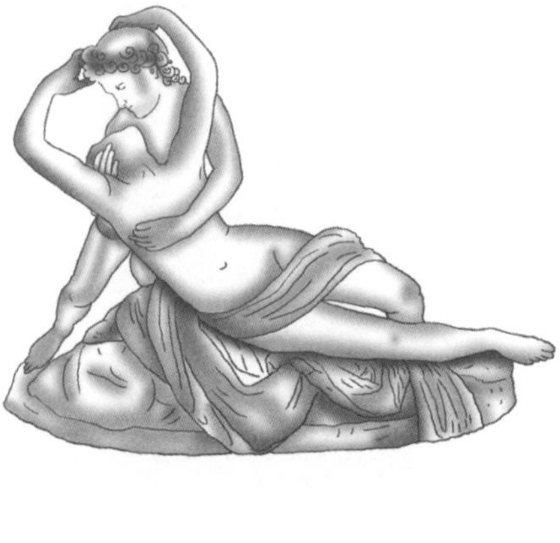

來？用什麼方法？

3. 哪些部位讓你引以為傲？通常你會用什麼方法凸顯它？

4. 你認為誰身上所散發的吸引力讓你想學習？或哪種特質是你想學習的目標？

5. 你認為身體哪些部位和愉悅相關？為什麼？

6. 承上題，這些和愉悅相關的部位，你會如何刺激它？

7. 觸摸身體哪些部位讓你感覺不舒服？而你又是如何避免去觸摸它？

8. 你認為人們都會用外貌來評斷你嗎？

9. 你認為外表可以顯現真正的你嗎？

10. 你希望你的身體可以傳達怎樣的特質？

11. 你可以對你的伴侶坦承這些你不喜歡接觸的部位嗎？

12. 當這些部位被撫摸或被觀看時，你有什麼感覺？

二、訓練心法

1. 以積極的態度化為力量

這是所有練習中最重要的部分，我看過許多人來求治，成功治癒的人是因為抱定決心面對問題，他們通常在性生活上遭受很大的挫折，不是老婆／老公外遇，就是另一半施加的壓力令人透不過氣（無論是語言的或非語言的、有形的或無形的）；而失敗的人都是被另一半強迫的，來上課是為了交差，所以我常會勸前來治療的人，如果沒有很大的決心或急欲處理「性」這件事，不要浪費金錢和彼此的時間與苦心。

2. 培養專注力

你一定看過有些人很愛看連續劇或打電動玩具，一開電視或玩game就鑽進裡頭去，媽媽叫他吃飯或旁邊的人和他說話，他都沒聽見，這就是專心。同理，如果能在做愛時培養對「性」這件事的興趣，集中注意力，掌握各種技巧反覆練習，用心體會對方的反應及回應能力，就會一想到要做愛就雀躍不已。

3.對自己的性能力培養自信

許多來求治的患者還未上場就先怯場，對性愛缺乏信心，容易受對方的暗示或反應影響而缺乏勇氣。信心是需要一段時間培養的，因此，自我預習是當務之急，和你的伴侶開誠布公地將問題提出來討論，並試圖找出一個有效的解決方案也是重要的。也就是說，性愛的信心是需要練習的，在缺乏練習的狀況下難以建立，所以不論是一個人或雙人的性練習，自信的培養與建立都是必要的過程。

4.學習排除外界事物的干擾

我在德國學習性治療的課程中，大約有二十名學員，有一回老師要我們集中精神練習做愛的品質，每對伴侶要在同一個時間內達到讓自己和伴侶高潮的境界，在練習中，有些人很快就進入狀況，有些人無法達成，更有些人用假高潮的方式完成，當然老師都會知道這些狀況。練習結束後，老師告訴我們，別人發生的狀況不是你要去著墨的，重點在於你們自己，在於你和伴侶間的默契。

5.將焦點及注意力放在自己身上

如果性問題出在兩個人之間，那麼首先要做的事是將感覺集中在自己身上，先提升自己的能力，而後再影響別人，不要一直將高潮的鑰匙交給別人，這樣性愛的品質是不會進步的。

6.排定每日練習的時間

每天規定自己要有一段時間做性愛練習，若疏於練習，性感覺一直處於狀況外，一旦提槍上陣也難以進入狀況。例如，我會要求個案每天做「家庭作業」，集中精神訓練自己自慰而不射精，每天至少三十分鐘，如果做不來，就討論為什麼不行？如果可以，是不是在過程中體會到什麼訣竅？經由練習及討論，不斷解決問題和產生問題，以達成最終目的，因此，練習是成功的前驅引導。

以上是性感覺集中訓練的重點，希望大家都能在訓練過程中得到自己想要的結果，幸福與快樂就在不遠處。

自療法4

動停法

目的：現代人生活節奏加快，工作壓力大，「早洩」已是所有性功能障礙中最常見的疾患，而練習「動停法」是目前達到脫敏最佳的方式，經過一段時間的訓練後，就能控制射精及延長做愛的時間，伴侶若能一起配合與協助練習，會比一個人單獨練習來得更有效。

教程：

一、自慰過程中，找出射精點（快射精的感覺），一旦可以撐過射精點出現的感覺，射精就可以被控制下來。

二、快到射精點或性高潮時，停止抽動陰莖，也就是停下所有的動作，等射精的感覺消失再繼續抽動。如此反覆練習，藉以學習控制射精的能力。

三、與伴侶進行實戰練習，運用之前的練習經驗，慢慢延長做愛時間。經過不斷練習，一次又一次地加以控制，早洩自然會得到緩解。

同場加映：凱格爾運動

目的：訓練骨盆底肌肉的收縮與控制能力，在性交時可延後射精的時間，讓勃起更持久堅挺。

教程：

一、找出骨盆底肌肉的位置：如廁時中斷排尿所用到的肌肉，就是骨盆底肌肉的一部分。骨盆底肌收縮時，用手置於尿道、肛門等附近的肌肉上，會有緊縮、向上提肛的感覺。

二、慢速練習：收緊骨盆底肌肉，慢慢數到三，然後放鬆肌肉，重複做十次。

三、快速練習：在十秒內，不斷重複收緊、放鬆骨盆底肌肉，能做多少次，就做多少次。

四、每天練習五至十分鐘，一個月後有改善效果。

凱格爾運動是藉著伸展骨盆底的恥骨尾骨肌來增強肌肉張力，原是懷孕婦女指定運動，目的是讓骨盆底做好像懷孕後期和生產所造成之生理壓力的準備；但後來證明對女性陰道脫垂以及預防子宮脫垂有很好的治療效果；近年來研究更指出與治療男性前列腺疼痛、良性前列腺增生症腫大和前列腺炎有很大的幫助。

凱格爾運動也對於治療男、女性的尿失禁有幫助。對於增進性生活美滿及幫助減少早發性射精有很好功效。練習方法為：藉恥骨尾骨肌進行包括中斷尿流和縮肛停止排便的動作，來達到增強恥骨尾骨肌的目的，而減緩或中斷排尿的動作，可以用作矯正骨盆底運動技巧的測驗。

圖1、圖2中顯示提肛肌的組成肌群，包括恥骨尾骨肌、恥骨直腸肌和骼股尾骨肌，當作同一塊肌肉來收縮和放鬆，因此骨盆底運動牽涉到整個恥骨尾骨肌，而非單獨的恥骨直腸肌。骨盆底運動也對大便失禁和骨盆器官脫垂有所幫助。

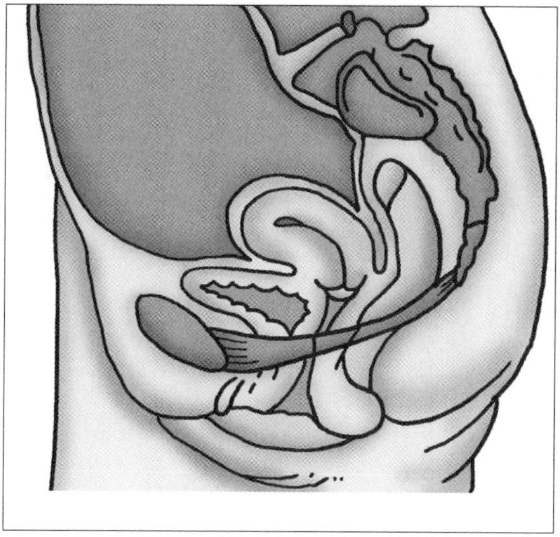

（圖1）

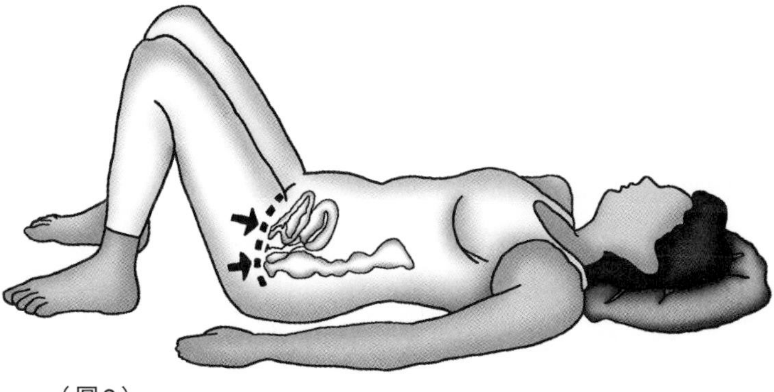

（圖2）

CARE 系列 021

性治療師教你好好做愛：不開刀不吃藥成功治療性功能障礙

作　　者—童嵩珍
主　　編—邱憶伶
責任編輯—麥可欣
責任企畫—吳宜臻
校　　對—麥可欣、謝惠鈴
董 事 長—趙政岷
總 經 理
總 編 輯—李采洪
出 版 者—時報文化出版企業股份有限公司
一〇八〇三　臺北市和平西路三段二四〇號三樓
發 行 專 線—（〇二）二三〇六—六八四二
讀者服務專線—〇八〇〇—二三一—七〇五・（〇二）二三〇四—七一〇三
讀者服務傳真—（〇二）二三〇四—六八五八
郵　　撥—一九三四—四七二四時報文化出版公司
信　　箱—臺北郵政七九～九九信箱
時報悅讀網—http://www.readingtimes.com.tw
讀者服務信箱—newstudy@readingtimes.com.tw
時報出版愛讀者粉絲團—http://www.facebook.com/readingtimes.2
法律顧問—理律法律事務所 陳長文律師、李念祖律師
印　　刷—勁達印刷有限公司
初版一刷—二〇一四年六月十三日
定　　價—新臺幣二八〇元

國家圖書館出版品預行編目資料

性治療師教你好好做愛：不開刀不吃藥成功治療性功能障礙 / 童嵩珍作. -- 初版. -- 臺北市：時報文化, 2014.06
面；　公分. --（Care系列 ; 21）
ISBN 978-957-13-6001-0（平裝）

1.性功能障礙　2.泌尿生殖系統疾病

415.856　　103010642

ISBN 978-957-13-6001-0
Printed in Taiwan